LipödemGesellschaft | Dr. Gabriele Faerber | Doris Muliar

Gesund essen bei LIPÖDEM

INHALT

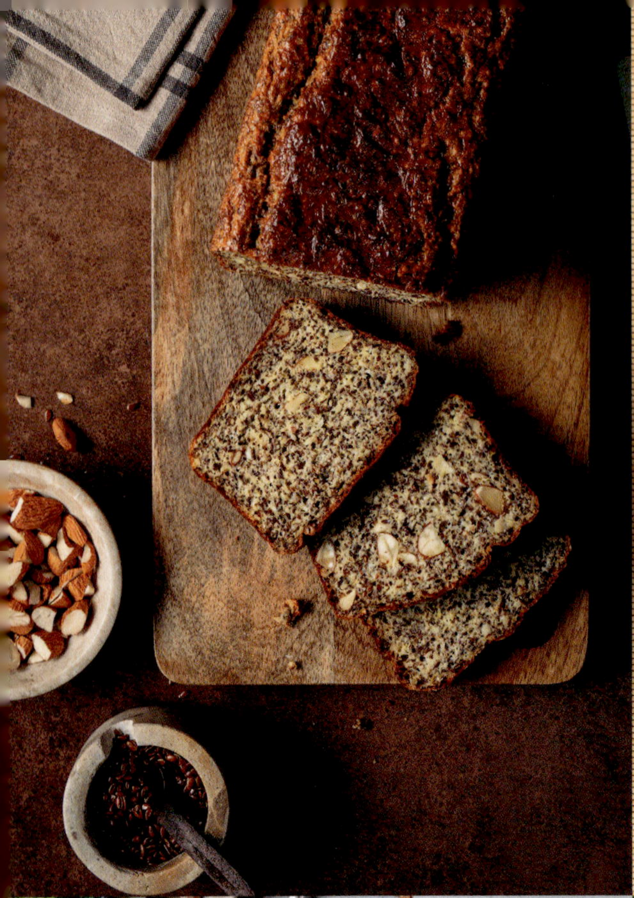
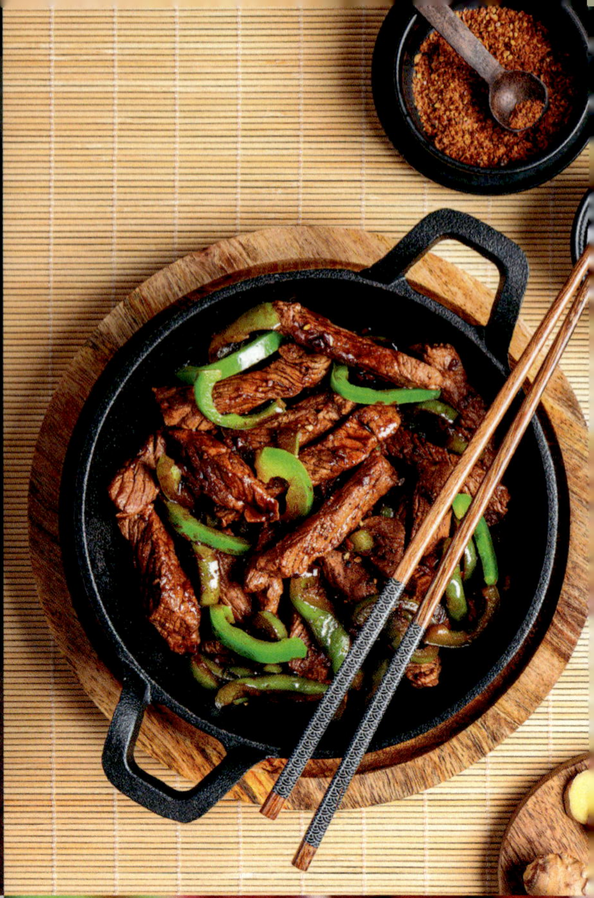
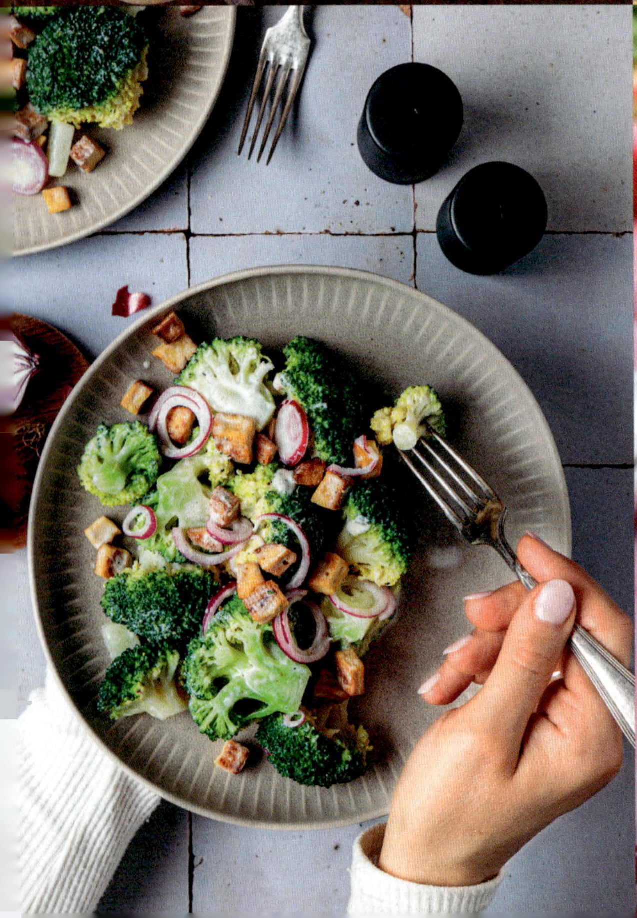
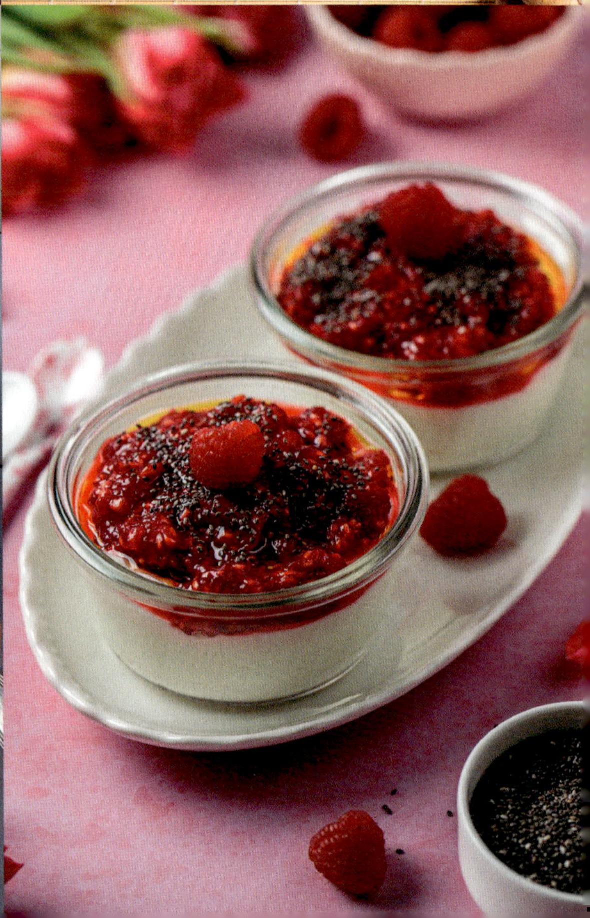

ÜBER DIESES BUCH

Vielleicht haben Sie bereits viele steinige Wege hinter sich. Möglicherweise kennen Sie Zweifel, Unsicherheiten oder das Gefühl, mit dem Lipödem manchmal allein zu sein. Dieses Buch zeigt Ihnen, wie Sie Ihre Symptome lindern können.

Neben den kurz vorgestellten Maßnahmen zur Behandlung, die Sie ab Seite 11 finden, kann besonders die Ernährung das Ausmaß der Beschwerden – wie Schmerzen und eingeschränkte Beweglichkeit – positiv beeinflussen und Ihr Wohlbefinden stärken. Übergewicht oder Adipositas sind zwar keine Ursache für das Lipödem, dennoch zeigt die Praxis, dass eine gesunde und ausgewogene Ernährung zur Linderung der Beschwerden beitragen kann. Zudem ist bewusste Ernährung allgemein förderlich für die Gesundheit: Sie hemmt versteckte Entzündungen im Fettgewebe, reguliert den Blutzuckerspiegel und unterstützt den Stoffwechsel.

Zahlreiche Erfahrungen von behandelnden Fachpersonal belegen, dass eine eiweißbetonte antientzündliche Ernährung bis hin zu einer ketogenen Ernährung, bei der Kohlenhydrate stark reduziert werden, positive Effekte auf die Symptome erzielen kann. Aus diesem Grund finden Sie im Rezeptteil auch zahlreiche Gerichte, die sich für eine ketogene Ernährung eignen.

Probieren Sie es aus! Wir wünschen Ihnen viel Erfolg, Kraft und Zuversicht auf Ihrem Weg zur Ernährungsumstellung!

GRUND-
LAGEN

WAS IST LIPÖDEM?

Das Lipödem ist eine chronische und schmerzhafte Störung der Fettverteilung, die vor allem bei Frauen auftritt. Es zeichnet sich durch eine ungleichmäßige Vermehrung von Fettgeweben an den Beinen, Hüften, Oberschenkeln, Unterschenkeln, Schultern und Armen aus. Kopf, Hals und der Rumpf sind nicht betroffen.

Genaue wissenschaftliche Daten zur Häufigkeit gibt es nicht, aber Schätzungen zufolge leiden etwa fünf bis zehn Prozent aller Frauen in Deutschland an einem Lipödem.

Früher wurde das Lipödem nach Optik, Hautbeschaffenheit und angesammelter Fettmenge in drei Stadien unterteilt.

Seit der Veröffentlichung der neuen Leitlinie im Januar 2024[1] wird diese Einteilung jedoch nicht mehr empfohlen, da die Fettmenge nicht mit dem Ausmaß der Schmerzen korreliert. Denn auch normalgewichtige Frauen mit einem Lipödem können unter starken Schmerzen leiden. Bei ärztlichen Verordnungen wird oft noch die alte Kategorisierung verwendet.

Die aktuelle Leitlinie zum Thema finden Sie unter www.awmf.org.

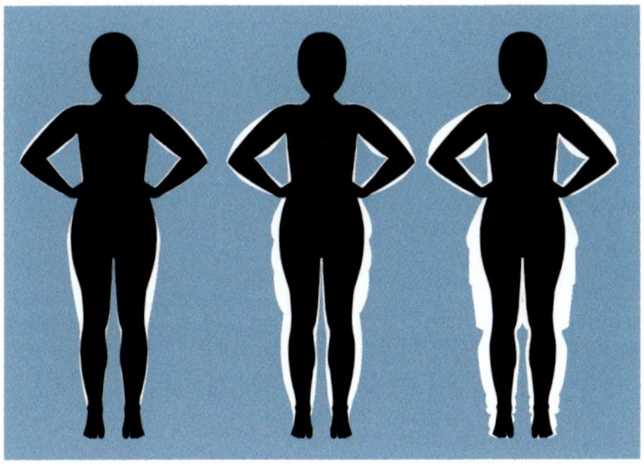

Übersicht der verschiedenen Stadien bei Lipödem.

URSACHEN UND SYMPTOME

Wieso Lipödem entsteht und welche Mechanismen dafür verantwortlich sind, ist wissenschaftlich noch nicht abschließend geklärt. Es gibt jedoch Hinweise auf genetische und hormonelle Einflüsse. Oft verschlechtert sich die Erkrankung durch eine hormonelle Veränderung beispielsweise in der Pubertät, Schwangerschaft oder Menopause.

Zahlreiche Untersuchungen konnten keine eindeutigen Ergebnisse liefern, die eine objektive Diagnose ermöglichen. Nach der aktuellen Leitlinie werden folgende typische Symptome für die Diagnostik herangezogen:

- disproportionale, symmetrische Fettgewebsvermehrung an den Beinen (häufig auch an den Armen)
- begleitende Schmerzen im Bereich des vermehrten Fettgewebes

Weitere typische klinische Merkmale sind:

- subjektiv empfundene Zunahme der Schwellung im Tagesverlauf
- gelegentliche Hämatomneigung
- Füße und / oder Hände sind nicht betroffen und bleiben schlank. Typischerweise ist am Knöchel und / oder Handgelenk eine deutliche Umfangvermehrung zu sehen.

Betroffene leiden häufig über längere Zeiträume hinweg an Schmerzen, die den Alltag beeinträchtigen können.

Welche Schmerzen treten auf?

Die Schmerzen beim Lipödem werden von Betroffenen oft als sehr unangenehm und belastend beschrieben. Typischerweise gibt es folgende Merkmale:

- **Druck – und Berührungsschmerzen:** Die betroffenen Körperbereiche (hauptsächlich Beine, Hüften und Arme) sind sehr empfindlich gegenüber Druck und Berührung. Schon leichte Berührungen oder eng sitzende Kleidung können Schmerzen auslösen.
- **Spontanschmerzen:** Die Schmerzen treten oft auch ohne äußere Einwirkung auf. Viele Betroffene berichten von einem dumpfen, tiefen Schmerz, der spontan in den betroffenen Bereichen zu spüren ist.
- **Schweregefühl:** Häufig fühlen sich die Beine und Arme schwer und »geschwollen« an, selbst nach Ruhephasen. Das Gefühl der Schwere verstärkt sich oft im Laufe des Tages oder nach längerem Stehen und Sitzen.
- **Brennendes oder ziehendes Gefühl:** Manche Betroffene beschreiben die Schmerzen als brennend oder ziehend, was auf eine Reizung der Nerven durch die vermehrte Fettgewebsbildung zurückzuführen sein kann.
- **Neigung zu blauen Flecken:** Selbst kleinste Stöße führen oftmals zu blauen Flecken, die schmerzhaft sind und länger als gewöhnlich bestehen bleiben.
- **Verstärkung bei hormonellen Veränderungen:** Das Lipödem kann während Lebensphasen mit hormoneller Veränderung wie Pubertät, Pilleneinnahme, Schwangerschaft oder Wechseljahren einen Schub erfahren. Dies kann den Alltag erheblich beeinflussen und die Lebensqualität deutlich mindern.

DER WEG ZUR DIAGNOSE

Beim Lipödem ist die typischste Ausprägung die disproportionale, symmetrische Fettgewebsvermehrung an den Extremitäten.

Laut Vorgabe des Gemeinsamen Bundesausschusses (G-BA) erfolgt die Diagnosestellung durch eine Fachärztin oder einen Facharzt für Innere Medizin und Angiologie, für Physikalische und Rehabilitative Medizin oder für Haut- und Geschlechtskrankheiten oder durch eine Fachärztin oder einen Facharzt mit Zusatz-Weiterbildung Phlebologie. Sollten Sie also an den oben skizzierten Symptomen leiden, empfiehlt es sich, sich an einen entsprechenden Facharzt oder eine Fachärztin zu wenden.

Bei der Suche nach dem richtigen ärztlichen Fachpersonal kann ein Austausch mit anderen Betroffenen hilfreich sein. Dazu können Sie im Internet oder in den sozialen Netzwerken nach regionalen Selbsthilfegruppen bzw. entsprechenden Foren suchen.

Unter nachfolgendem Link gelangen Sie direkt zu einer Gruppe, in der auch ein anonymer Austausch möglich ist: https://www.facebook.com/groups/794860914003808.

Eine Übersicht regionaler Selbsthilfegruppen finden Sie auf der Homepage

https://lipoedem-gesellschaft.de/selbsthilfe/uebersicht-selbsthilfegruppen/.

Nach einer Diagnose kann der Hausarzt oder die Hausärtzin die fortlaufend benötigten Therapien verschreiben, ohne dass dessen Budget belastet wird. Dies betrifft insbesondere die Manuelle Lymphdrainage und die Flachstrickkompression – beides etablierte Elemente der konservativen Therapie.

BEHANDLUNGS-EMPFEHLUNGEN

Die Behandlung des Lipödems basiert auf mehreren Bausteinen, die immer individuell und je nach Bedarf eingesetzt werden. Medikamente spielen dabei keine Rolle, es gibt aber durchaus andere hilfreiche Ansätze. Die folgende Übersicht soll Ihnen zunächst einen kurzen Einblick über die verschiedenen Therapieansätze geben:

- Kompressionstherapie (maßangefertigte Flachstrickkompression)
- Intermittierende pneumatische Kompressionstherapie (IPK)
- Physiotherapie, z.B. manuelle Lymphdrainage (MLD)
- Sporttherapie
- Operative Therapie wie Fettabsaugung (Liposuktion) zur Reduktion des Fettgewebes und der Schmerzen
- Psychosoziale Therapie
- Selbstmanagement und Selbsthilfegruppen
- Medizinische Rehabilitationsmaßnahme
- Ernährungstherapie

Kompressionstherapie

Die Kompressionstherapie wird als Teil der Standardbehandlung für das Lipödem empfohlen. Sie hat das Ziel, Schmerzen und andere subjektive Symptome zu reduzieren. Die Therapie kann mit medizinischen Kompressionsstrümpfen, Kompressionsverbänden und medizinisch adaptiven Kompressionssystemen durchgeführt werden. Dies ist ein

Klettwickelsystem, das stärker wirkt als die Kompressionsstrumpfhose.

Studien haben gezeigt, dass die Flachstrick-Kompressionstherapie in Kombination mit Bewegung die Schmerzen beim Lipödem deutlich verringern kann.

Bei der Auswahl des Kompressionsmaterials sollten immer Alter der Betroffene, Zustand der Haut, Muskulatur und des Bindegewebes sowie die Beinform berücksichtigt werden.

Kompressionsbestrumpfung gibt es in vier unterschiedlichen Klassen, von leichtem Druck in Ruhe (Klasse 1) bis sehr kräftig (Klasse 4). Werden Strümpfe übereinander getragen, so verdoppelt sich auch der Ruhedruck.

Es ist wichtig, den passenden Hersteller und die individuell »richtige« Form der Kompressionsversorgung zu finden. Daher ist es sinnvoll, ein erfahrenes Sanitätshaus aufzusuchen und sich beraten zu lassen oder auch die Empfehlung von Patientinnen und regionalen Selbsthilfegruppen zu berücksichtigen. Denn nur wenn die Kompressionsversorgung sehr gut sitzt, wird sie auch regelmäßig und konsequent getragen.

Intermittierende pneumatische Kompression (IPK)

Bei der intermittierenden pneumatischen Kompressionstherapie wird mithilfe von luftgefüllten Manschetten rhythmischer Druck auf die betroffenen Körperregionen (in der Regel Arme und Beine) ausgeübt, um Schmerzerleichterung zu erzielen. Das dazu erforderliche Gerät können Sie über die Krankenkasse beantragen.

IPK ist gerade dann eine wertvolle Unterstützung, wenn (mehrfache) Lymphdrainage pro Woche aus zeitlichen Gründen nicht möglich ist oder keine Therapeut*innen verfügbar sind.

Wichtig ist es, die Verträglichkeit und Wirksamkeit zunächst zu testen. Sie können sich hierfür von Ihrem Sanitätshaus beraten lassen oder den Außendienst entsprechender Hersteller kontaktieren.

Vor der Anwendung ist zudem essenziell, das Lymphsystem anzuregen. Es gibt viele Betroffene, die manuelle Lymphdrainage (MLD) und die IPK parallel nutzen und dann wird das Anlymphen meist in der Physiotherapie erklärt.

Die Geräteeinstellung sollten Sie immer individuell an Ihr Schmerzempfinden anpassen. In der klinischen Praxis wird die IPK als unterstützende Maßnahme bei der Komplexen Physikalischen Entstauungstherapie (KPE) eingesetzt und hat sich als wirksam bei der Reduktion von Ödemen, Schmerzen und Kapillarfragilität erwiesen.

Physiotherapie

Von allen Elementen der Physiotherapie ist die manuelle Lymphdrainage (MLD) das Element, das vielen Betroffenen Schmerzerleichterung bringt. Die MLD ist nur sinnvoll, wenn sie mit der Flachstrickkompression kombiniert wird.

Aerobes Training, Dehnung und moderates Krafttraining (in Flachstrickkompression) können ebenfalls zur Verminderung von Schmerzen beitragen. Dies erklärt sich dadurch, dass Bewegung Entzündungen im Fettgewebe reduziert.

Sporttherapie

Auch wenn es für viele Betroffene eine Hürde ist, hilft regelmäßige Bewegung, die Symptome zu lindern. Die Bewegung fördert die Durchblutung und hilft, Schwellungen abzubauen und die betroffenen Bereiche besser mit Sauerstoff und Nährstoffen zu versorgen. Dadurch werden Entzündungen reduziert, das Lymphsystem stimuliert und es hilft, überschüssige Flüssigkeit und Abfallprodukte aus dem Gewebe zu entfernen. Die Kräftigung der Muskulatur um die betroffenen Bereiche kann für mehr Halt und Stabilität sorgen, wodurch Beschwerden gelindert und die Mobilität verbessert werden können.

Es ist wichtig, gelenkschonende Aktivitäten zu wählen, die das Herz-Kreislauf-System stärken, die Muskeln kräftigen und die Beweglichkeit verbessern. Unterstützend sollte auch Kompressionsversorgung getragen werden. Folgende Aktivitäten sind gut geeignet:

- **Gehen** ist eine leicht zugängliche Sport- und Bewegungsform, die fast jeder ausüben kann.
- **Radfahren** ist ein Low-Impact-Training, bei dem die Gelenke weniger belastet werden.
- **Schwimmen** ist sehr gut, da es gelenkschonend ist. Der Wasserdruck fördert die Durchblutung und hilft, Schwellungen abzubauen.
- **Krafttraining** ist eine effektive Methode, um Muskeln aufzubauen und den Stoffwechsel anzuregen. Durch den gezielten Aufbau von Muskelmasse kann das Lipödemgewebe besser gestützt und das Fettgewebe reduziert werden.
- **Yoga und Pilates** unterstützen die Entspannung und haben so positive Effekte.

Es ist wichtig, das Training langsam zu steigern, um Überlastungen und Verletzungen zu vermeiden. Beginnen Sie mit niedriger Intensität und Dauer und steigern Sie diese nach und nach. Lassen Sie sich am besten von erfahrenen Trainer*innen/Therapeut*innen anleiten und beraten.

Bei Lipödem ist es wichtig, bestimmten Sport und Bewegungsformen zu vermeiden, die zu übermäßigem Druck oder Belastung auf die betroffenen Bereiche führen können (z. B. Springen und Hüpfen). Auch Sportarten mit abrupten Bewegungen oder schnellen Richtungswechseln können zu Verletzungen oder Überlastung führen (z. B. Tennis, Squash oder Ballsportarten).

Operative Therapie

Die operative Therapie des Lipödems besteht hauptsächlich aus der Liposuktion, einer Fettabsaugung, die zur nachhaltigen Reduktion des Unterhautfettgewebes eingesetzt wird. Die Leitlinien empfehlen die Liposuktion an den Beinen und Armen, wenn konservative Therapien keine Besserung bringen oder Komplikationen wie Schmerzen, Mobilitätseinschränkungen oder Folgeerkrankungen auftreten.

Das Fettabsaugen erfolgt gewebe- und lymphgefäßschonend und kann unter örtlicher Betäubung oder Vollnarkose durchgeführt werden.

Als Methoden bieten sich die Liposuktion mit vibrierenden Kanülen (PAL = *power assisted liposuction*) oder die Wasserstrahl-Methode (WAL = *waterjet assisted liposuction*) an. Da beide Methoden nachweislich lymphgefäßschonend sind, sind auch nur sie gemäß der Richtlinie des Gemeinsamen Bundesausschusses für die Liposuktion beim Lipödem zugelassen.

Die Liposuktion kann Schmerzen lindern, die Lebensqualität verbessern und andere Beschwerden wie Hautschäden und Bewegungseinschränkungen reduzieren. Die Erfolgsquote ist hoch und Komplikationen sind relativ selten.

Nach der Liposuktion ist die manuelle Lymphdrainage in höherer Frequenz (mind. 1–2 Mal pro Woche für 3–6 Wochen) sinnvoll, um die Heilung positiv zu beeinflussen. Da die operierte Region nach der Liposuktion Blutergüsse aufweist und das extrem schmerzt, hilft die MLD und es kann zusätzlich die apparative Kompression (mit dem Gerät) in kurzen Sequenzen (5–15 Minuten) mit deutlich geringerem Druck eingesetzt werden.

Wenn Sie eine Liposuktion in Erwägung ziehen, sollten Sie sich bereits im Vorfeld mit den Herausforderungen und unterstützenden Maßnahmen nach der Operation und auch der bestmöglichen Vorbereitung beschäftigen und rechtzeitig Termine zur Lymphdrainage vereinbaren. Auch hier können Selbsthilfegruppen oder spezielle Patientinnengruppen der jeweiligen Kliniken oder Operateure hilfreich sein.

Psychosoziale Therapie

Frauen mit Lipödem leiden oft nicht nur an körperlichen Schmerzen, sondern auch unter psychischen Störungen wie Depression oder Essstörungen. Es gibt Studien, die belegen, dass Lipödem-Patientinnen signifikant höheren physischen, emotionalen und sozialen Beeinträchtigungen ausgesetzt sind. Dies kann bei zusätzlicher Adipositas besonders stark sein. Beide Erkrankungen können gleichzeitig auftreten und durch starkes Übergewicht können die Symptome des Lipödems und die dadurch entstehenden Einschränkungen (u. a. wenig Bewegung, mehr Schmerz) sich gegenseitig mit der Adipositas verstärken.

Belegt ist zudem, dass ein Zusammenhang zwischen psychischer Belastung, Schmerzwahrnehmung und chronischem Schmerz besteht. Dies führt in vielen Fällen zu einer Negativspirale, die alleine nicht immer bewältigt oder unterbrochen werden kann. Daher ist es hilfreich, auch psychosoziale Aspekte zu berücksichtigen. Die Einbeziehung und Information zu den Hintergründen des Krankheitsbildes an die Angehörigen, den Arbeitgeber*innen und das soziale Umfeld sind dabei wesentliche Unterstützungsfaktoren. Oft kennen sich die behandelnden Ärzt*innen (Hausärzt*innen, Gynäkolog*innen) kaum damit aus und haben selbst Vorurteile.

Bei den vorgenannten Problemen sind Beratungsstellen und / oder Therapeut*innen eine große Hilfe. Die Erfahrung zeigt, dass Psycho-Edukation mit kombinierten Ansätzen, die nach Anleitung eigenständig angewendet werden können (wie z. B. Schmerztagebuch, Achtsamkeit, Atemtechnik und Anleitung, um den Lymphfluss zu unterstützen), dabei besonders hilfreich sind. Bei allem, was nicht veränderbar ist, können die Faktoren, mit denen eine Verbesserung der Symptome erzielt werden kann, eine deutliche Steigerung der Lebensqualität sein.

Selbstmanagement und Selbsthilfegruppen

Das Lipödem ist eine chronische Erkrankung. Die damit einhergehenden Beschwerden und die dauerhaft notwendige Therapie benötigen viel Zeit und beeinträchtigen die Lebensqualität erheblich. Dies stellt große Anforderungen an die Betroffenen.

Hinzu kommen oft auch Unverständnis im sozialen Umfeld und der Gesellschaft und die Stigmatisierung aus Unwissenheit zum Krankheitsbild (»fett und faul« oder »überempfindlich wegen der Schmerzen«). Da viele das Vertrauen in die eigene Körperwahrnehmung verloren haben, ist es eine große Herausforderung, sich immer wieder aktiv um die Behandlung zu kümmern und diese konsequent durchzuführen. Außerdem besteht häufig die Sorge, das Lipödem könne sich mit der Zeit weiter verschlimmern. Hilfreich für viele Betroffene ist hierbei das Gefühl, etwas tun und zumindest einiges positiv beeinflussen zu können.

Was man als Betroffene allein als sehr belastend erlebt, ist im Austausch mit anderen oft erheblich leichter zu bewältigen. So kann die Anbindung an eine Selbsthilfegruppe wichtige Informationen im Umgang mit der Erkrankung, hilfreiche Praxistipps und dadurch Kraft und Zuversicht geben. Auch gemeinsame Aktivitäten helfen, sich nicht alleine zu fühlen und Gemeinschaft und Spaß zu erleben. So sind Selbsthilfegruppen ein wichtiger Baustein in der lösungsorientierten Bewältigung. Es gibt über 200 Gruppen in ganz Deutschland. Diese werden von erfahrenen betroffenen Frauen angeleitet und die Mitglieder umfassen das Altersspektrum von 16 bis über 70 Jahren.

Im Internet finden Sie Informationen zu Selbsthilfegruppen, die Ihnen bei der Suche weiterhelfen können.

Die Bedeutung der Ernährung

Für Betroffene ist es besonders wichtig, den für sich passenden Weg zu finden, um im Alltag mit der Erkrankung besser umgehen zu können.

Die besonders wirksamen Faktoren in der Ernährung sind inzwischen gut erforscht und somit eine solide Basis, etwas für sich, das Wohlbefinden und die Symptomverbesserung zu erreichen. Schon mit kleinen Schritten in der Ernährung lassen sich Symptome mindern und dadurch Lebensqualität, Schmerzerleben und Beweglichkeit positiv beeinflussen. Unterstützend zu den anderen Elementen der Therapie schafft man so ein solides Fundament im Umgang mit der chronischen Erkrankung. Im Folgenden wird der Fokus auf die Ernährung als wichtigen Bestandteil des Selbstmanagements zur Verbesserung der Symptome gelegt.

DIE ROLLE DER ERNÄHRUNG

Bis vor etwa zehn Jahren hielt sich hartnäckig die Ansicht, dass das Lipödem diätresistent und durch Sport und Ernährung nicht beeinflussbar sei. Diese Meinung wurde auch in Fachkreisen, in der einschlägigen Literatur und sogar in spezialisierten Reha-Kliniken vertreten.

Immer wieder berichteten jedoch Patientinnen davon, dass ihre Beschwerden sich deutlich besserten, wenn sie auf Zucker oder Weizenprodukte verzichteten. Damit, und das war vielen gar nicht bewusst, reduzierten sie natürlich ihre gesamte Kohlenhydratzufuhr drastisch.

Auf der Suche nach Behandlungsalternativen beim Lipödem begann das Zentrum für Gefäßmedizin Hamburg 2008 mit einer multimodalen Therapie, die aus apparativen Behandlungen und einer kalorienreduzierten, ketogenen, protein-optimierten Ernährung bestand – damals eine Außenseitermethode.

Nachdem sich über Verlaufsbeobachtungen herausstellte, dass die alleinige ketogene Ernährung der kombinierten Therapie weder in Bezug auf Gewichtsreduktion noch auf Umfangsverminderung unterlegen war und in beiden Gruppen die Beschwerdeintensität deutlich und vergleichbar abnahm, war belegt, dass die Ernährung entscheidend war für die Befundverbesserung. Danach folgten Vorträge und Publikationen zunächst auf nationaler, später auch internationaler Ebene.

Seit etwa 2019 erschienen weitere Fallberichte und zuletzt auch Studien zur Ernährung beim Lipödem, sodass diese auch in die bereits erwähnte neue Leitlinie von 2024 Eingang gefunden hat.

ÜBERGEWICHT UND LIPÖDEM

Die aktuelle Leitlinie betont, dass jegliche Ernährungsintervention beim Lipödem dazu beitragen soll, Mobilität und Funktionalität der Patientinnen zu erhalten oder wiederzuerlangen und ein Fortschreiten der Erkrankung zu verhindern. Nicht der Blick auf die Waage oder ein bestimmtes Gewicht soll also im Vordergrund stehen, sondern der Fokus soll auf die Erhaltung oder Erreichung körperlicher Fitness und einer gesunden Körperzusammensetzung gelegt werden. Ein mindestens genauso wichtiges Ziel ist aber die nachhaltige Reduktion der Schmerzen und Beschwerden.

Auch wenn Übergewicht und Adipositas oft zusammen mit dem Lipödem auftreten, löst weder Übergewicht oder Adipositas Lipödem aus, noch führt umgekehrt Lipödem zu Adipositas. Trotzdem werden Beschwerden und morphologische Ausprägung des Lipödems erheblich durch Lebensstil und Ernährungsgewohnheiten beeinflusst. Krankhaftes Übergewicht führt dazu, dass auch das Fettgewebe an den Beinen und Armen stark zunimmt, wodurch die Mobilität sinkt und das Risiko einer weiteren Gewichtszunahme steigt, und muss deshalb behandelt werden.

Da es sich beim Lipödem um eine Vermehrung des Unterhautfettgewebes handelt, haben Betroffene trotz eines möglicherweise erhöhten Body-Mass-Index (BMI) in der Regel ein geringeres Risiko für Stoffwechselerkrankungen. Erst wenn sich eine abdominale Adipositas entwickelt, also das entzündungsfördernde Fettgewebe im Bauchraum, um die Organe herum und in den Organen selbst, vermehrt ist, steigt das Risiko für Herz und Gefäße sowie für Stoffwechselerkrankungen wie Insulinresistenz und schließlich Diabetes.

Der BMI hat beim Lipödem nur eine eingeschränkte Aussagekraft, da er vom Gesamtgewicht und damit auch vom Gewicht des vermehrten Unterhautfettgewebes der Extremitäten abhängt. Es sollte deshalb immer auch das altersadaptierte Taillen-Größen-Verhältnis (***Waist-Height-Ratio***, WHtR) bestimmt werden, denn beim Lipödem kann dieses auch bei deutlich erhöhtem BMI normal sein und schließt dann eine manifeste, risikobehaftete Adipositas aufgrund erhöhten Bauchfetts aus.

Die für das Lipödem typische disproportionale Fettverteilung selbst ist tatsächlich durch Ernährung kaum zu beeinflussen, aber bei gleichzeitigem Übergewicht kann durch eine geeignete Ernährung auch das Beinvolumen reduziert werden, es stimmt also nicht, dass man mit einem Lipödem an den Beinen nicht abnehmen kann.

ANTI-ENTZÜNDLICHE ERNÄHRUNG

Seit einiger Zeit wird in Fachkreisen diskutiert, ob entzündliche Prozesse, also stille, chronische Entzündungen, bei der Entstehung des Lipödems eine Rolle spielen können. Die Vermutung liegt nahe, dass die Ernährung über anti- oder proinflammatorische Effekte Einfluss auf die Symptome haben könnte und deshalb möglichst alles, was entzündungsfördernd wirken könnte, vermieden werden sollte.

Studien[2-5] haben gezeigt, dass eine solche antientzündliche Ernährung Beschwerden lindern, Lebensqualität und körperliche Leistungsfähigkeit steigern und im Rahmen einer leicht kalorienreduzierten Ernährung auch einen günstigen Einfluss auf das Extremitätenvolumen haben kann. Antientzündliche Nahrungsergänzungsmittel wie zum Beispiel Omega-3-Fettsäuren, Vitamin D und Vitamin C können dabei unterstützend wirken.

Sowohl zur Reduktion von Übergewicht als auch zur Bekämpfung von entzündlichen Prozessen ist außerdem eine Ernährungsweise sinnvoll, bei der Blutzucker- und Insulinspitzen vermieden und ausreichende Pausen zwischen den Mahlzeiten eingehalten werden. Insulin gilt als Masthormon. Das heißt, dass vor allem ein anhaltend hoher Insulinspiegel aufgrund von häufigen, kohlenhydratreichen Mahlzeiten und Snacks nicht nur die Fettspeicherung vermehrt, sondern auch die Mobilisierung von Fetten aus den Fettzellen verhindert. Solange also Insulin im Blut erhöht ist, kann man kaum abnehmen. Insulin hält außerdem Wasser und Salz im Körper zurück und fördert dadurch die Ödembildung. Bei einer Stoffwechselsituation mit dauerhaft erhöhtem Insulin spricht man von Insulinresistenz. Festgestellt wird diese durch Messung von Insulin und Glukose, nach 12 Stunden Nüchternheit, wobei sowohl Nüchternblutzucker als auch Langzeitwert (HbA1c) noch im oberen Normbereich sein können, aber das Insulin sich bereits erhöht zeigt. Das Labor errechnet aus den gemessenen Werten dann den sogenannten HOMA-Index, um eine Insulinresistenz feststellen oder ausschließen zu können. Als normal gilt ein Wert unter 2,0, ideal ist ein Wert um 1,0.

Obwohl beim Lipödem aufgrund des vorherrschenden Unterhautfettgewebes bei schlankem Bauch das Risiko für eine Insulinresistenz reduziert ist, solange keine zusätzliche Stammadipositas vorliegt, wird vermutet, dass sich die Fettzellen in den vom Lipödem betroffenen Arealen auch bei normalen Insulinwerten noch so verhalten, als ob diese erhöht wären, das heißt im Gegensatz zu den »normalen« Fettzellen in nicht betroffenen Arealen speichern sie auch dann noch Fett. Hierin liegt eine mögliche Begründung dafür, dass Ernährungsformen mit sehr wenigen Kohlenhydraten aufgrund der maximalen Reduktion des Insulins beim Lipödem sowohl in Bezug auf Gewichts- als auch Beschwerdereduktion wirksamer sind als nur kalorienreduzierte.

GRUNDLAGEN EINER GESUNDEN ERNÄHRUNG

Dass sich eine gesunde und antientzündliche Ernährung sowohl auf das Körpergewicht als auch auf die Beschwerden beim Lipödem positiv auswirken kann, wurde bereits in den vorangegangenen Abschnitten dargestellt – inzwischen besteht in der Fachwelt Einigkeit darüber, dass frühere Aussagen, das Lipödem lasse sich durch Ernährung nicht beeinflussen, nicht mehr dem Stand der Wissenschaft entsprechen.

Wie kann also eine »gesunde« Ernährung beim Lipödem aussehen? Welche Besonderheiten sind zu beachten? Wie viel von was ist notwendig, gesund oder vielleicht schädlich? Es gibt essenzielle Fettsäuren und Aminosäuren, die wir mit der Nahrung zuführen müssen, weil wir sie nicht selbst herstellen können, gilt das auch für Kohlenhydrate?

Gute Fette, schlechte Fette

Jahrzehntelang galt Nahrungsfett gemeinhin als Hauptursache für Übergewicht und Adipositas. Diese Annahme beruhte vor allem auf der Tatsache, dass Fett neun Kilokalorien pro Gramm und damit mehr als doppelt so viele Kalorien enthält wie Proteine oder Kohlenhydrate. Die sogenannte Sieben-Länder-Studie[6] prägte die Ernährungsempfehlungen seit den 1970er-Jahren: Nahrungsfett wurde verantwortlich gemacht für Hypercholesterinämie und Herz-Kreislauf-Erkrankungen. Warnungen, dass Zucker der wahre Schuldige sei,[7] wurden ignoriert und diskreditiert. Die Nahrungsmittelindustrie reduzierte daher das Fett in ihren Produkten und setzte stattdessen Zucker oder Glukose-Fruktose-Sirup zu, wodurch sie weniger satt machten.

Die offiziellen Empfehlungen für eine gesunde Ernährung und Gewichtskontrolle lauteten lange:

- Kalorien zählen
- vorzugsweise fettarme, kohlenhydratreiche Lebensmittel essen
- mehrere kleine Mahlzeiten über den Tag verteilt zu sich nehmen

Kurzfristig lässt sich so sicher die Kalorienaufnahme reduzieren, aber eine anhaltende Sättigung stellt sich eher nicht ein, sodass sich diese Strategie für eine langfristige Gewichtskonstanz ungünstig auswirkt. Anstatt Fette grundsätzlich zu eliminieren, sollte der Fokus eher auf den Verzehr gesunder Fette gerichtet werden. Dazu gehören sowohl ungesättigte als auch gesättigte Fettsäuren. Von besonderer Bedeutung ist dabei die Aufnahme von entzündungshemmenden Omega-3-Fettsäuren, insbesondere aus marinen Quellen, und eine Verringerung der proinflammatorischen Omega-6-Fettsäuren, die häufig in Pflanzenölen wie Traubenkern-, Sonnenblumen-, Distel-, Maiskeim- und Weizenkeimöl, enthalten sind. Das optimale Verhältnis von Omega-3- zu Omega-6-Fettsäuren in der Ernährung liegt zwischen 1 : 3 und 1 : 5. Bei der typischen westlichen Ernährung liegt es dagegen oft zwischen 1 : 15 und sogar 1 : 25. Dies trägt zur Entstehung von chronischen Entzündungen und damit verbundenen Gesundheitsproblemen bei.

Gute Quellen für Omega-3-Fettsäuren sind fettreiche Fische wie Hering, Makrele und Wildlachs. Thunfisch ist zwar reich an Omega-3-Fettsäuren, aber aufgrund seines hohen Schwermetallgehalts sollten nur ein bis maximal zwei Portionen pro Woche verzehrt werden, vorzugsweise vom echten Bonito, der in der Regel für Dosenthunfisch verwertet wird.

Leinöl reicht für eine ausreichende Zufuhr von Omega-3-Fettsäuren nicht aus, denn die darin enthaltene Alpha-Linolensäure (ALA) kann nur in geringem Umfang in die marinen Fettsäuren Eicosapentaensäure (EPA) und überhaupt nicht in Docosahexaensäure (DHA) umgewandelt werden. Sie reduziert jedoch die entzündungsfördernde Arachidonsäure, eine Omega-6-Fettsäure, die wiederum in hoher Konzentration im Fleisch aus Massenproduktion vorliegt. Auch Fleisch und Milchprodukte von Weide- und Wildtieren weisen ein günstigeres Verhältnis von Omega 3 zu Omega 6 auf.

Wirklich schädlich für die Gefäße sind auf jeden Fall industrielle Transfette, die zum Beispiel in industriell hergestellten Backwaren, Pommes frites, Pizza, Chips und sogar in Müsliriegeln vorkommen.

Natürliche Transfette in Milchprodukten scheinen sich dagegen günstig auf HDL (das »gute« Cholesterin), Entzündungsmarker und Gefäßgesundheit auszuwirken, weshalb nichts gegen vollfette Milchprodukte aus Weidehaltung spricht, vorausgesetzt es liegt keine Laktoseintoleranz oder Milchunverträglichkeit vor.

Proteine – wichtig für Muskeln und Sättigung

Genauso wichtig wie die Berücksichtigung von guten Fetten in der Ernährung ist eine adäquat hohe Versorgung mit Proteinen, die sicherstellt, dass eine Gewichtsreduktion nicht auf Kosten der Muskelmasse, sondern der Fettmasse erfolgt und so eine gesunde Körperzusammensetzung erreicht oder gehalten wird, der Grundumsatz nicht absinkt und der Energiestoffwechsel nicht ausgebremst wird. Eine gute Körperzusammensetzung ist charakterisiert durch eine alters- und geschlechtsentsprechende Balance zwischen Fettmasse und fettfreier Masse, insbesondere der Körperzellmasse, die im Wesentlichen durch die Muskelmasse bestimmt wird. Eine zu geringe Muskelmasse (Sarkopenie) ist auch beim Lipödem, vor allem in Kombination mit gleichzeitig bestehender Adipositas nicht selten und muss erkannt und entsprechend behandelt werden. Um langfristig eine gesunde Körperzusammensetzung zu erreichen oder zu erhalten, sollen kurzfristige Diäten vermieden und eine Ernährungsweise gefunden werden, die individuell angepasst und langfristig beibehalten werden kann.

Ein weiterer Vorteil einer guten Versorgung mit Proteinen liegt darin, dass Proteine von allen Makronährstoffen die beste Sättigung bieten: Sie machen schnell und anhaltend satt, weil die Proteinmoleküle schon im Magen durch das dort produzierte Pepsin und die Magensäure »vorverdaut« werden und dieser Prozess an die im Dünndarm gelegenen Rezeptoren gemeldet wird, die dann auch noch Sättigung signalisieren, wenn der proteinhaltige Nahrungsbrei nach Stunden aus dem Magen im Dünndarm ankommt.

Es ist sicherer und praktischer, den Proteinbedarf nicht in Prozent der Kalorienaufnahme zu berechnen, sondern anhand des geschätzten Normalgewichts. Aktuelle Studien legen nahe, dass, insbesondere bei Gewichtsreduktion, für den Erhalt der Muskelmasse und damit die Vermeidung des Jojo-Effekts durch Absenkung des Grundumsatzes mindestens 1, eher 1,2 bis 1,5 Gramm Protein pro Kilogramm Normalgewicht erforderlich sind.[8] Dabei müssen alle essenziellen Aminosäuren, das heißt diejenigen, die der Körper nicht selbst herstellen kann, über die Nahrung zugeführt werden, was über die verschiedenen natürlichen Proteinquellen normalerweise gut möglich ist. Falls der Proteinbedarf nicht durch die »normale« Ernährung gedeckt werden kann und deshalb zusätzlich spezielle Proteinprodukte wie Shakes konsumiert werden, muss darauf geachtet werden, dass alle essenziellen Aminosäuren enthalten sind.

Einer der Gründe für übermäßiges Essen kann die sogenannte Proteinverdünnung sein, die typisch für die oft äußerst schmackhaften, stark verarbeiteten Lebensmittel mit vielen Kohlenhydraten und Fetten ist. So sinkt der effektive Proteinanteil, woraufhin der Körper mit einem erhöhten Appetit reagiert, um die erforderliche Proteinmenge zu erhalten: Je weniger Protein eine Mahlzeit also enthält, desto mehr Kalorien werden gegessen. Dies wird als Proteinhebelwirkung bezeichnet. Proteine sättigen also früher, besser und länger als Kohlenhydrate und auch Fette und führen daher zu einer geringeren Kalorienaufnahme bei nachfolgenden Mahlzeiten.

Kohlenhydrate

Es gibt essenzielle Fettsäuren und Aminosäuren, die über die Nahrung zugeführt werden müssen, essenzielle Kohlenhydrate gibt es allerdings nicht. Grundsätzlich kann der Körper die zum Beispiel für das Gehirn benötigte Glukose selbst herstellen. Dieser Prozess wird Glukoneogenese genannt, findet je nach Bedarf statt und ermöglicht im Extremfall ein Überleben auch ganz ohne Kohlenhydrate.

Die Menge und Art der Kohlenhydrate, die der Organismus problemlos verarbeiten kann, wird bis zu einem gewissen Grad durch genetische Faktoren bestimmt, aber auch stark durch epigenetische Faktoren, vor allem durch körperliche Aktivität. Die Menge der Kohlenhydrate lässt sich also nicht allgemein gültig festlegen, gerade beim Lipödem werden die Beschwerden durch eine kohlenhydratreiche Ernährung verschlechtert. Es gilt hier herauszufinden, welche Kohlenhydratquellen sich besonders ungünstig auswirken. Daher ist es ratsam, zunächst auf die eher schlechten Kohlenhydrate etwa aus hoch verarbeiteten Lebensmitteln, Süßigkeiten oder Weißbrot zu verzichten. Pflanzliche Nahrungsmittel wie Gemüse und Salat, die komplexe, also gute Kohlenhydrate liefern, sind aufgrund ihres Gehalts an Ballaststoffen unverzichtbar. Diese unterstützen die Verdauung nicht nur durch die Förderung der Transportfunktion des Darms, sondern dienen als Nahrung für die nützlichen Darmbakterien, welche wiederum für die Verdauung der Nahrung und das Immunsystem unerlässlich und entscheidend für unser allgemeines Wohlbefinden sind. Eine Mindestzufuhr von 30 Gramm Ballaststoffen pro Tag wird empfohlen. Diese erreichen Sie zum Beispiel mit den Ballaststoff-Boostern Flohsamenschalen (79 g / 100g), Chiasamen (34g / 100g), Dinkelkleie (45g / 100g) oder Erdmandelflocken (29g / 100g). Diese Ballaststoffquellen zeichnen sich dadurch aus, dass sie nur etwa zehn Gramm Kohlenhydrate pro 100 Gramm enthalten.

SÄTTIGUNG

Sättigung wird durch das Zusammenspiel zahlreicher mechanischer und chemischer Signalgeber und Hormone im Magen-Darm-Trakt erreicht. So haben zum Beispiel die Hormone Ghrelin (*Growth Hormone Releasing Inducing*) und Leptin entgegengesetzte Wirkungen: Ghrelin wird in der Magenschleimhaut produziert und signalisiert dem Sättigungszentrum im Gehirn Hunger. Leptin, das im Fettgewebe produziert wird, vermittelt das Gefühl von Sättigung. Bei Adipositas kommt es jedoch nicht nur zur Insulin-, sondern auch zur Leptinresistenz, die dann durch übermäßiges Essen zu einer stetigen Gewichtszunahme führen kann.

Wenn wir kauen, stellt sich das erste Sättigungsgefühl ein. Ein großer Salat gibt durch das lange Kauen Zeit, damit das Sättigungssignal einsetzen kann. Normalerweise braucht der Körper dafür 10 bis 15 Minuten.

Wenn die Nahrung dann im Magen die Magenwand dehnt, wird die Ghrelinausschüttung reduziert. Die Dehnung wird am besten durch den Verzehr von Nahrungsmitteln mit großem Volumen, aber geringerem Energiegehalt erreicht, zum Beispiel durch eine große Portion Gemüse. Um die Ghrelinausschüttung zu unterdrücken, ist eine Menge von etwa 500 Gramm erforderlich, was zwei Händen voll Gemüse entspricht. Deshalb führen herkömmliche Diäten mit reiner Kalorienreduktion oft zu ständigem Hungergefühl, da der Ghrelinspiegel durch fehlende Dehnung dauerhaft erhöht bleibt. Noch über ein Jahr nach der Diät bleibt der Ghrenlinspiegel erhöht. Das erschwert das Halten des Gewichts.

Ghrelin kann auch reduziert werden, indem der Proteingehalt in der Nahrung erhöht und der Kohlenhydratanteil verringert wird. Wie bereits beschrieben, haben Proteine von allen Makronährstoffen die am längsten anhaltende sättigende Wirkung. Verschiedene Studien haben gezeigt, dass nach einer proteinreichen Mahlzeit die Kalorienaufnahme bei weiteren Mahlzeiten deutlich niedriger war.[9,10]

KETOGENE ERNÄHRUNG

Die Leitlinie Lipödem gibt neben den bisher beschriebenen allgemeinen Ernährungsempfehlungen zwei weitere für spezielle Ernährungsformen: die mediterrane und die ketogene Ernährung. Beide Ernährungsformen können bei Bedarf auch kalorienreduziert werden, wenn zusätzlich zur Beschwerdebesserung eine Gewichtsabnahme angestrebt wird.

Eine mediterrane Ernährung konzentriert sich auf die Vermeidung von entzündungsfördernden Faktoren wie Weißmehl und Zucker und die Einnahme von antiinflammatorischen Nahrungsergänzungsmitteln, vor allem Vitamin D und Omega-3-Fettsäuren. Mögliche individuelle Entzündungsfaktoren wie Gluten- oder Laktoseintoleranz sollten ebenfalls beachtet werden.

Problematisch ist, dass Studien zur mediterranen Ernährung meist auch eine Kalorienreduktion beinhalten, sodass unklar bleibt, ob die positiven Effekte auch ohne Kaloriendefizit auftreten.

Da eine gut formulierte ketogene Ernährung aber immer auch antientzündlich ist, wird im folgenden die ketogene Ernährung empfohlen.

Was ist eine ketogene Ernährung?

Die physiologische, also nahrungsbedingte Ketose ist ein natürlicher Stoffwechselzustand, der beim Fasten oder infolge einer drastischen Reduzierung der Kohlenhydratzufuhr eintritt. Zunächst greift der Körper, dem mit den Kohlenhydraten die Glukose, seine unmittelbare Energiequelle, entzogen ist, auf seine Reserven zurück: Glykogen, das in den Muskeln und in der Leber gespeichert ist, wird abgebaut und in Glukose umgewandelt.

Innerhalb von ein bis zwei Tagen, sobald diese Reserven aufgebraucht sind, setzt die Glukoneogenese ein: Muskelprotein wird abgebaut und glukogene Aminosäuren werden in Glukose umgewandelt, wodurch eine allmähliche Verringerung der Muskelmasse zu einer Senkung des Grundumsatzes führt.

Diese Strategie erhöhte die Überlebenschancen der frühen Menschen: Gerade weil der Energieverbrauch und der Stoffwechsel reduziert

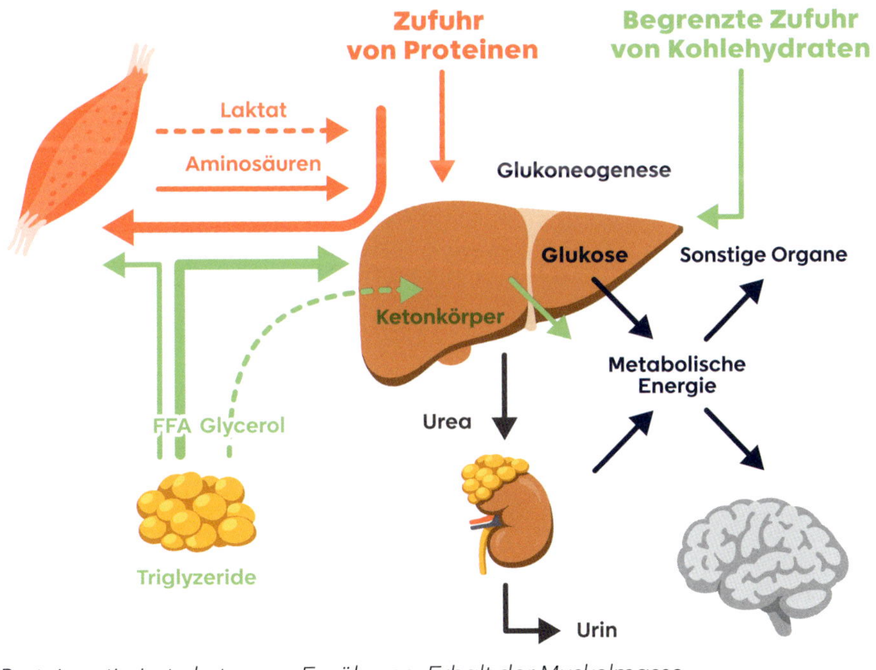

Proteinoptimierte ketogene Ernährung: Erhalt der Muskelmasse

sind, kann der Substanzverlust schnell ausgeglichen werden, sobald wieder Nahrung verfügbar ist. Im Zusammenhang mit einer beabsichtigten Gewichtsabnahme muss die Muskelmasse jedoch unbedingt erhalten bleiben, um den Jojo-Effekt zu vermeiden. Bei einer therapeutischen ketogenen Diät ist daher die Zufuhr ausreichender Proteinmengen zwingend erforderlich, um einen endogenen Proteinabbau zu verhindern.

Nach weiteren zwei oder drei Tagen wandelt der Organismus seine Fettreserven durch Beta-Oxidation in Energie um: Freie Fettsäuren aus dem Abbau von Triglyceriden werden in Ketone oder Ketonkörper, kurzkettige Fettsäuren (Acetoacetat, Beta-Hydroxybutyrat, Aceton), umgewandelt. Die Ketoseschwelle variiert von Person zu Person, im Durchschnitt liegt sie bei etwa 50 Gramm Kohlenhydrate pro Tag. Durch Ketogenese können große Mengen Fettsäuren oxidiert werden und werden so zur Hauptenergiequelle. Die meisten Organe können Ketone als Energieträger nutzen, darunter auch das Gehirn, das nun zu 70 bis 80 Prozent Ketone als Energiequelle nutzt und nur noch etwa 20 Prozent seines Bedarfs durch Glukose deckt, die weiterhin bei Bedarf durch Glukoneogenese gebildet wird.

Ein weiterer Vorteil der ketogenen Ernährung ist, dass Ketone im Hypothalamus auch eine sättigende Wirkung entfalten und so zum Erfolg einer nachhaltigen Gewichtsreduktion beitragen.

Entzündungshemmende Wirkungen der Ketose

Für die ketogene Ernährung wurden entzündungshemmende Wirkungen, bzw. reduzierte Entzündungsmarker, sowie eine Verringerung der Risikofaktoren für Herz- und Gefäßerkrankungen ebenso nachgewiesen wie positive Effekte auf neurodegenerative Erkrankungen, die nach neueren Erkenntnissen besser als neuroinflammatorische Erkrankungen bezeichnet werden sollten, da auch hier die stille Entzündung eine entscheidende Rolle spielt. Die starken antientzündlichen Effekte werden darauf zurückgeführt, dass Blutzuckerspitzen vermieden werden und dadurch die Endprodukte des Kohlenhydratstoffwechsels (Advanced Glycation Endproducts, AGE's) reduziert werden. Diese wirken stark entzündlich, weil sie unter anderem die Entstehung von freien Radikalen verursachen.

Glukose und Insulin werden bei der Ketose auf einem niedrigen Niveau normalisiert, proinflammatorische Enzyme (Interleukine 6 und 8, TNFα) werden reduziert, die Ausscheidung von Wasser und Natrium wird gesteigert und die Blutkonzentration der entzündungsfördernden Arachidonsäure gesenkt. Am wichtigsten ist, dass das Keton Beta-Hydroxybutyrat direkt entzündungshemmend wirkt, indem es einen Teil des Immunsystems blockiert, welches an verschiedenen entzündlichen Erkrankungen beteiligt ist.

Wirkungen der Ketose

- Niedrige, aber stabile Glukose- und Insulinwerte
- Reduktion entzündungsfördernder Marker
- Verminderung von Ödemen aufgrund verbesserter Ausscheidung von Flüssigkeit und Natrium
- Einschränkung der entzündungsfördernden Arachidonsäure (Omega-6-Fettsäure)
- Reduktion des körpereigenen Cortisols erhöht die Schmerzschwelle
- Beta-Hydroxybutyrat wirkt entzündungshemmend

Neuere Untersuchungen bestätigen, dass eine proteinoptimierte ketogene Ernährung nicht nur eine effektive Gewichtsreduktion unterstützt, sondern auch zu einer signifikanten Verbesserung der Lipödem-Symptome führt, und zwar unabhängig davon, ob sie mit dem Ziel einer Gewichtsreduktion kalorienreduziert durchgeführt wird oder mit normaler Kalorienmenge.[11-13] Bemerkenswert ist, dass selbst normalgewichtige Frauen mit Lipödem oft von einer fast sofortigen Linderung der Symptome und Schmerzen nach Beginn einer ketogenen Ernährung berichten. Diese Verbesserungen sind also nicht allein auf den Gewichtsverlust zurückzuführen, sondern wahrscheinlich das Ergebnis der entzündungs- und ödemreduzierenden Wirkungen, die mit der durch die Ketose induzierten Stoffwechselumstellung verbunden sind. Dies macht die ketogene Diät zu einer vielversprechenden Langzeitstrategie für die Schmerzbehandlung bei Lipödem. Mit einer solchen Ernährung lassen sich außerdem nicht nur eine Verringerung des Gesamtkörpergewichts und des viszeralen Fetts, sondern auch des ernährungsbedingt vermehrten, also nicht allein durch das Lipödem verursachten Unterhautfettgewebes an den Extremitäten und damit deutliche Umfangs- bzw. Volumenreduktionen erzielen.

Die richtige Wahl: Fette und Proteine bei Keto

Wie fettreich eine ketogene Ernährung sein soll, ist individuell unterschiedlich. Wenn ein Gewichtsverlust unerwünscht ist, zum Beispiel bei neurologischen Erkrankungen, muss die Fettaufnahme erhöht werden, um den Kalorienbedarf zu decken. Wenn jedoch Gewichtsverlust das Ziel ist, ist ein gewisses Energiedefizit erforderlich. Das durch eine moderate Zufuhr von gesunden, ungesättigten sowie gesättigten Fetten erreicht werden kann, da die Produktion von Ketonen aus der Verstoffwechselung von körpereigenem Fett erfolgt. Von einer extrem fettreichen Ernährung ist allerdings immer abzuraten, da sie zur Vermehrung von Fäulnisbakterien im Darm beitragen kann.

Es sollte daher auch bei der ketogenen Ernährung immer auf ein ausgewogenes Verhältnis zwischen

Eiweiß, Fett und Gemüse geachtet werden. Gemüse sollte dabei den größten Anteil an einer Mahlzeit ausmachen.

Um die entzündungshemmende Wirkung der ketogenen Ernährung zu verstärken, sollten auch die Proteinquellen sorgfältig ausgewählt und entsprechend ihrer entzündungsfördernden oder entzündungshemmenden Eigenschaften angepasst werden: Neben Fisch, insbesondere fettem Kaltwasserfisch, enthält auch Fleisch von Weidetieren (Lamm, Rind) oder Wild nicht nur mehr Omega-3-Fettsäuren, sondern auch deutlich weniger Arachidonsäure als Schweinefleisch und Putenfleisch, die in der Regel aus industrieller Tierhaltung stammen. Durchschnittlich 1,2 bis 1,5 Gramm Protein pro Kilogramm Normalgewicht reichen nicht nur aus, um die fettfreie Masse zu erhalten, sondern auch für die bedarfsgerechte Glukoneogenese, die für das Gehirn notwendig ist, das trotz der guten Verwertung von Ketonen zu 20 bis 30 Prozent von Glukose abhängig bleibt. Erst bei einer deutlich höheren Proteinmenge (mehr als zwei Gramm pro Kilogramm) kommt es zu einer vermehrten Glukoneogenese.

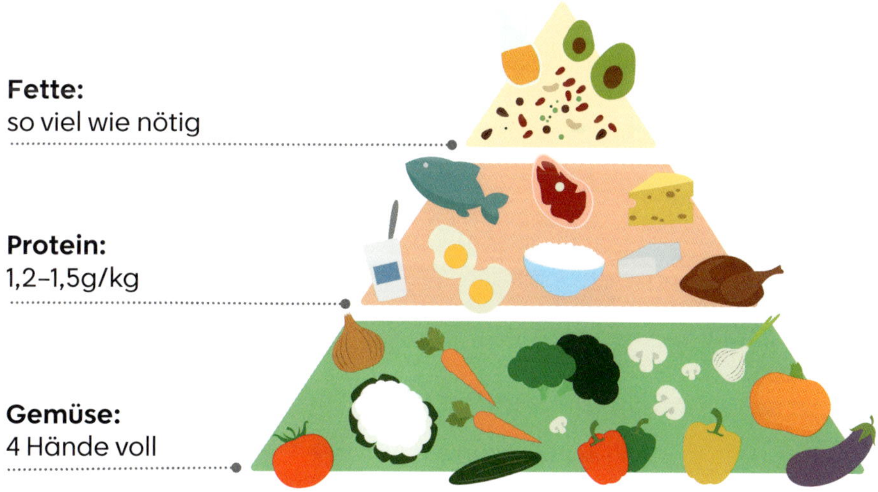
Fette:
so viel wie nötig
Protein:
1,2–1,5g/kg
Gemüse:
4 Hände voll

Lebensmittelpyramide bei ketogener Ernährung

LEBENSMITTEL, SÜSSSTOFFE UND ZUSATZSTOFFE: BESONDERHEITEN BEI LIPÖDEM

Natürlich ist es wichtig, bei der Ernährung Nahrungsmittelunverträglichkeiten wie Laktose- oder Glutenintoleranz zu beachten. Milchprodukte beim Lipödem generell auszuschließen macht hingegen keinen Sinn, da sie wertvolle Proteinquellen darstellen.

Die Daten zu künstlichen Süßstoffen sind widersprüchlich. Es ist daher ratsam, sie nur sparsam zu verwenden. Ihre starke Süßkraft kann bei regelmäßigem Konsum über den Geschmackssinn die Insulinausschüttung anregen, obwohl sie keine verwertbaren Kohlenhydrate enthalten, was dann zu einem Blutzuckerabfall und verstärktem Heißhunger führen kann.

Einige Süßstoffe wie Sucralose stehen außerdem im Verdacht, die Zusammensetzung der Darmbakterien ungünstig zu beeinflussen.

Für die Polyole Erythrit und Xylit wurden allerdings in Bezug auf Appetit und Stoffwechsel positive Wirkungen festgestellt: Erythrit hat keinerlei Einfluss auf den Glukosespiegel oder Insulin, Xylit nur in sehr geringem Maße. Beide haben eine sättigende Wirkung, da sie die Magenentleerung verlangsamen und die Ausschüttung der Sättigungshormone erhöhen.

Chemische Zusatzstoffe und Konservierungsmittel, die in Fertiggerichten vorkommen, können ebenfalls zur Entstehung von Fettleibigkeit beitragen und sollten daher nach Möglichkeit vermieden werden.

Vor Kurzem wurde die Hypothese aufgestellt, dass ein Lipödem teilweise dadurch entsteht, dass sich bakterielle Stoffwechselprodukte (Endotoxine) im Unterhautfettgewebe ansammeln, vor allem an Gesäß und Oberschenkeln. Diese Endotoxine können bei erhöhter Durchlässigkeit der Darmwand ins Blut gelangen und sich dort ablagern.[14] Deshalb sollten Nahrungsbestandteile, die die Darmbarriere beeinträchtigen können, wie Lektine, Trypsinhemmer und chemische Zusatzstoffe, zumindest vorübergehend, vermieden werden. Da Lektine und Trypsinhemmer, die Pflanzen vor Fressfeinden schützen, besonders häufig in Getreide, Soja und anderen Hülsenfrüchten vorkommen, überschneiden sich eine ketogene und eine lektinfreie Ernährung.

In der folgenden Tabelle finden Sie weitere Empfehlungen zu einer gesunden Lebensweise und Ernährung. Dazu gehört Stressabbau durch ausreichend Schlaf, mehr körperliche Aktivität, Verzicht auf Snacks zwischen den Mahlzeiten, die Vermeidung ungesunder und entzündungsfördernder Lebensmittel und dafür der vermehrte Verzehr gesunder Lebensmittel. Darüber hinaus sollten entzündungsfördernde Risikofaktoren angegangen und bei Mangelerscheinungen Mikronährstoffe ergänzt werden.

LEBENSSTIL	ERNÄHRUNG	NAHRUNGSERGÄNZUNG

Stress reduzieren
 	
Ausreichend schlafen
 	
Sport, Bewegung (Ausdauer und Kraft)
 	
Anzahl der Mahlzeiten reduzieren
 	
Intervallfasten
	Möglichst vermeiden:
	• Zucker, Fruktose, hochverarbeitete Kohlenhydrate, Cerealien
	• Transfette
	• Omega-6-reiche Öle
	• Fertigprodukte
	• Chemische Additive, Konservierungsstoffe
	• Verarbeitete Fleischprodukte, Massenzuchtprodukte
	• Künstliche Süßstoffe
	
	Bevorzugt konsumieren:
	• Frisches oder TK -Gemüse (4 Hände voll)
	• Gesunde Fette:
	  • Kaltwasserfisch aus Wildfang
	  • Olivenöl, Nüsse, Avocado, Leinsaat, Flohsamen
	• Fleisch und Milchprodukte von Weidetieren
	• Zuckerarmes Obst in Maßen (1 Portion / Tag)
		Omega-3-Öl (Fisch, Algen)
		
		Vitamin D, C
		
		Abhängig von den Blutwerten:
		Vitamin B, Zink, Magnesium, Kalium, Chrom, Selen

Grundsätzlich tragen alle Gemüsesorten zur Versorgung mit Vitaminen, Spurenelementen und Ballaststoffen bei und sind deshalb gesund. Wenn es allerdings darum geht, eine ketogene Stoffwechsellage zu erreichen, spielt der Kohlenhydratgehalt der Gemüsesorten eine Rolle.

Die folgende Tabelle gibt eine Übersicht über die geeigneten Gemüsesorten. Empfohlen werden vier Hände voll Gemüse am Tag. Vorzugsweise stammen zwei bis drei Hände voll von Sorten bis zu 3,5 Gramm pro 100 Gramm. Für Gemüsesorten mit etwas mehr Kohlenhydraten (3,6 bis 6 Gramm pro 100 Gramm) sind ein bis eineinhalb Hände empfohlen. Die Gemüse mit einem höheren Kohlenhydratanteil fallen zu Beginn für eine ketogene Ernährung weg, können aber später vorsichtig und in kleinen Mengen wieder eingeführt werden.

< 3,5 G KH / 100 G	3,6 BIS 6 G KH / 100 G	>6 G KH / 100 G
Artischocken	Grüne Bohnen	Erbsen,
Auberginen	Kohlrabi	Hülsenfrüchte
Blumenkohl	Kürbis	Karotten
Brokkoli	Paprika, rot, gelb	Knoblauch
Chicoree	Rosenkohl	Rote Bete
Chinakohl	Sojasprossen	Pastinaken
Fenchel	Topinambur	
Grünkohl	Weißkohl	
Grüner Salat	Zwiebeln	
Knollensellerie		
Kresse		
Lauch		
Löwenzahn		
Mangold		
Mungobohnen		
Paprika, grün		
Pilze		
Portulak		
Radieschen		
Rettich		
Rhabarber		
Rotkohl		
Salatgurke		
Sauerkraut		
Schwarzwurzel		
Spargel		
Spinat		
Stangensellerie		
Tomaten		
Zucchini		

INTERVALLFASTEN BEI LIPÖDEM

Ein über mehrere Wochen andauerndes Fasten führt unweigerlich zu einem Verlust an fettfreier Masse, und damit der Muskelmasse. Die Beschränkung der Essenszeiten auf ein Zeitfenster von zum Beispiel zehn Stunden pro Tag oder einzelne Fastentage scheinen jedoch nicht nur für Gewichtsregulierung und die Verbesserung der Insulinsensitivität günstig zu sein, sondern auch entzündungshemmende Wirkungen zu haben, solange während der Essenszeiten gesunde, vollwertige und entzündungshemmende Lebensmittel verzehrt werden. Für die meisten Menschen ist es nicht schwierig, 12 bis 14 Stunden, etwa über Nacht, zu fasten, wenn sie sich tagsüber satt essen können. Zeitlich begrenztes Essen in Kombination mit einer kohlenhydratarmen, entzündungshemmenden Ernährung ist beim Lipödem daher gut geeignet.

NEUSTART ERNÄHRUNG

Grundsätzlich kann man sich auf zwei verschiedene Weisen der individuell am besten geeigneten Ernährung nähern: Man kann Änderungen im Speiseplan nach und nach in kleinen Schritten einführen und die Wirkungen auf Beschwerden und gegebenenfalls Gewicht beobachten, oder man versucht möglichst schnell in eine stabile Ketose zu kommen und dadurch Anfangsschwierigkeiten rasch hinter sich zu bringen. Beide Ansätze sind machbar und bringen Vor- und Nachteile mit sich.

Bei einer langsamen Umstellung bestehen die ersten Schritte darin, Zucker und hochverarbeitete Kohlenhydrate (zum Beispiel Süßigkeiten, süße und industrielle Backwaren) sowie generell hochverarbeitete Nahrungsmittel mit Zusatzstoffen drastisch zu reduzieren und sich darauf zu konzentrieren, frisch zubereitete Mahlzeiten zu essen und dabei auf die notwendige Proteinmenge (ca. 1,2–1,5 g/kg Normalgewicht) zu achten.

Essen Sie sich satt an reichlich Gemüse und Eiweiß und halten Sie mindestens vier bis fünf Stunden Pausen zwischen den Mahlzeiten ein. Ein Vorteil bei diesem Vorgehen ist, dass Sie bereits eine leichte Verbesserung Ihrer Symptome beobachten können, ohne dass Sie einem strengen Plan folgen müssen. Nachteilig ist, dass Sie noch Gelüste, besonders auf Süßes, haben und sich zeitweise hungrig fühlen.

Für einen schnellen Einstieg reduzieren Sie die Kohlenhydrate auf unter 50 Gramm pro Tag. Während zwei bis vier Tagen essen Sie sich an den erlaubten Lebensmitteln satt. Sie müssen in diesen Tagen nicht abnehmen, aber konsumieren Sie keine zusätzlichen Kohlenhydrate, die den Umstellungsprozess verlangsamen würden. Essen Sie viel Gemüse unter 3,5 Gramm (siehe Seite 39).

Insgesamt sollten Sie auf vier Hände voll Gemüse kommen (siehe Seite 38).

Essen Sie zudem genügend Eiweiß. Trinken Sie viel Wasser, vorzugsweise Mineralwasser, das reichlich Magnesium, Natrium und Kalium enthält, da Sie in den ersten Tagen Wasser und damit auch Salze verlieren werden. Falls Sie Kopfschmerzen bekommen sollten, salzen Sie etwas mehr oder besorgen Sie sich ein Elektrolytpräparat ohne Zucker.

Bevor Sie mit einer ketogenen Ernährung beginnen, sollten Sie Ihre Leber- und Nierenwerte, Blutfette, Schilddrüsenwerte und Ihr Blutbild kontrollieren und, besonders wichtig, eine Insulinresistenz anhand des sogenannten HOMA-Index (HOMA -IR) ausschließen oder feststellen lassen.

Idealerweise sollte eine ketogene Ernährung medizinisch begleitet werden. Pathologische Laborwerte müssen auf jedene Fall kontrolliert werden. Auch sollte die Körperzusammensetzung bzw. Muskelmasse zum Beispiel mittels Bioimpedanzanalyse (BIA) dokumentiert werden. Oft ist es auch notwendig, Medikamente, die eingenommen werden, anzupassen oder zu reduzieren.

LANGFRISTIGE STRATEGIEN

Eine ketogene »Reset-Phase« als Teil der ganzheitlichen Behandlung des Lipödems kann zur Verbesserung der Symptome und, falls notwendig, zur Gewichtsreduktion fast immer empfohlen werden. Für einen nachhaltigen Erfolg sollte dann langfristig die individuelle Kohlenhydrattoleranz ermittelt werden, indem zum Beispiel stärkehaltigere Gemüse und/oder Hülsenfrüchte wieder eingeführt und gleichzeitig darauf geachtet werden, ob Beschwerden wieder auftreten oder sich verschlechtern. Speziell beim Lipödem ist dies häufig der Fall, wenn wieder deutlich mehr Kohlenhydrate, vor allem in Form von Brot, konsumiert werden. Es lohnt sich deshalb, sich mit Rezepten für kohlenhydratreduzierte oder ketogene Brote oder Gebäcke vertraut zu machen, die meist auf Lein- oder Mandelmehl, Flohsamenschalen, Leinsaat, Nüssen und etwa Kartoffelfasern (für eine knusprige Kruste) beruhen.

Eine andere Strategie besteht darin, zwischen längeren ketogenen Phasen und kürzeren mit mehr Kohlenhydraten zu wechseln, zum Beispiel wenn Feste anstehen. Während es in den ersten Wochen einer ketogenen Ernährung nach solchen Ausnahmen oft einige Tage dauert, bis man sich wieder wohl fühlt und stabil in der Ketose ist, gelingt die Umstellung bei einem »keto-adaptierten« Stoffwechsel meist relativ unproblematisch. Man spricht dann von metabolischer Flexibilität, die es erlaubt zwischen verschiedenen Ernährungsphasen hin- und herzuwechseln.

REZEPTE

RAN AN DEN KOCHLÖFFEL

Die Ernährung spielt beim Lipödem also eine wesentlich größere Rolle als früher gedacht, und zwar sowohl im Hinblick auf Erhalt oder Errreichen einer gesunden Körperzusammensetzung als auch auf ein möglichst beschwerdefreies Leben. Im folgenden Rezeptteil finden Sie Rezepte mit einem extrem geringen Kohlenhydratanteil (unter 5g KH/Portion) sowie Rezepte mit etwas höherem Kohlenhydratanteil (bis zu 10g KH/Portion) für den Start in die ketogene Ernährung.

Für Ihr Frühstück und auch für den Vorrat gibt es ketogenes Brot, das lange satt macht und das Sie auch zum Beispiel als Käsebrot oder als Unterlage für ein Butterbrot (Weidebutter!) zum Beispiel mit gebratener Hähnchenbrust verwenden können. Daneben gibt es proteinreiche Milchprodukte zum Frühstück – allerdings ohne die sonst üblichen Frühstücksflocken, die zu viele Kohlenhydrate enthalten.

Auch die Salate, Bowls und Suppen punkten mit proteinreichem Käse, Eiern, guten Fetten (mit entzündungshemmenden Omega-3-Fettsäuren) und kohlenhydratarmen Gemüsen. Getreideprodukte und Hülsenfrüchte suchen Sie vergebens – sie sind sehr stärkehaltig und ungünstig für Sie.

Auch bei den Gemüsegerichten kommen ausschließlich kohlenhydratarme Sorten zum Einsatz, dafür sind sie mit proteinreichem Tofu, Käse und Pilzen angereichert.

Wie gesund die Omega-3-Fettsäuren in fettem Fisch sind, haben Sie bereits erfahren. Für die Fleischgerichte achten Sie bitte auch auf Tiere aus artgerechter Haltung.

Wir wünschen Ihnen viel Erfolg mit Ihrer neuen Ernährung, die Ihre Schmerzen lindern und Ihr Wohlbefinden verbessern kann.

Zum Umgang mit den Rezepten

Zusätzlich zu den Nährwertangaben sind bei jedem Rezept die Ballaststoffe angegeben, damit Sie sich einen Überblick über diesen wichtigen Bestandteil der Ernährung verschaffen können. Denn zu wenige Ballaststoffe sind mitverantwortlich für Darmprobleme, die sich auf den ganzen Organismus auswirken können.

Achten Sie bitte darauf, für wie viele Portionen das jeweilige Rezept konzipiert ist. Bei den meisten Rezepten haben wir 2 Portionen angenommen. Einige eignen sich gut zum Einfrieren, davon gibt es dann, zum Beispiel bei Suppen, 4 Portionen. Andere Rezepte können Sie bei Bedarf entsprechend multiplizieren.

Gemüse wird, außer wenn es angebraten wird, gedämpft, da beim Kochen in Wasser, das weggeschüttet wird, zu viele der wertvollen Inhaltsstoffe verloren gehen. Man verwendet dafür einen sogenannten Dampfgareinsatz, auch als Gemüsedämpfer oder Dämpfkorb im Handel. Er passt sich der Topfgröße an und wird in Aluminium oder Kunststoff für wenig Geld in Kaufhäusern, Supermärkten und Internet angeboten.

Die Backzeiten können je nach Hersteller Ihres Backofens variieren. Bei der Verwendung von Gasherden informieren Sie sich bitte in der Gebrauchsanleitung des Herstellers.

Zum Pürieren von Suppen wäre ein Standmixer von Vorteil. Sie können aber auch mit einem Pürierstab (Stabmixer, Zauberstab) arbeiten – damit dauert es nur etwas länger.

Da einige grundsätzliche Dinge für alle Rezepte gelten, möchten wir sie hier zusammenfassen:

- Bei Milch, Joghurt oder Quark schlagen wir die Vollfettvariante vor. Deren Gehalt an Vitamin A, E und D ist etwas höher. Wählen Sie jedoch bevorzugt Frischmilch, homogenisierte Milch hat fast keine Vitamine mehr.
- Die Mengenangaben bei Gemüse und Obst beziehen sich auf ungeputzte Ware, sofern nichts anderes angegeben ist.
- Mit Zwiebel ist ein Exemplar von ca. 100 g gemeint. Kleine Zwiebeln haben etwa 75 g, eine große Zwiebel 150 g.

- 1 EL Öl schlägt bei den Nährwertberechnungen mit 15 g zu Buche, 1 TL mit 5 g.
- 1 Lauchzwiebel wiegt etwa 25 g. 4 Stängel können durch eine Zwiebel ersetzt werden.
- 1 Stängel Petersilie wird mit 10 g berechnet und entspricht etwa 1 EL TK-Petersilie.
- Eier verwenden wir immer in der Größe »M«, sie sind mit 50 g pro Stück angegeben.
- Als Basis für Suppen oder Eintöpfe verwenden wir Gemüsebrühe als Fertigprodukt. Bevorzugen Sie bitte ein Bio-Produkt ohne Hefe, Zucker und sonstige Zusatzstoffe. Dieses bekommen Sie auch in Supermärkten. Für 250 ml Wasser benötigen Sie etwa 10 g Pulver – das entspricht 1 gehäuften TL.
- Für Salate nehmen wir fast immer Apfelessig, da dieser als sehr bekömmlich und gesund gilt. Sie können aber gerne andere Sorten nach Ihren Vorlieben verwenden.
- Öle setzen wir immer in der kalt gepressten Variante ein. Diese wird bei geringer Hitze und ohne Chemikalien schonend hergestellt. So bleiben Vitamine und ungesättigte Fettsäuren erhalten. Zum starken Erhitzen sind sie allerdings weniger geeignet, daher wird bei unseren Rezepten immer mild erhitzt.

Bei jedem Rezept finden Sie unter dem Titel ausführliche Nährwertangaben. Kcal steht für Kalorien, E für Eiweiß, F für Fett, KH für Kohlenhydrate und Bal für die Ballaststoffe. Alle Nährwerte sind mit dem Rezeptrechner PRO by Choose your Level (www.rezeptrechner.de) berechnet.

Abkürzungen:
TK – Tiefkühlkost
EL – Esslöffel
TL – Teelöffel
ml – Milliliter
l – Liter
Msp. – Messerspitze
Pck. – Päckchen

Zusätzlich werden vegetarische Rezepte mit folgendem Icon gekennzeichnet:

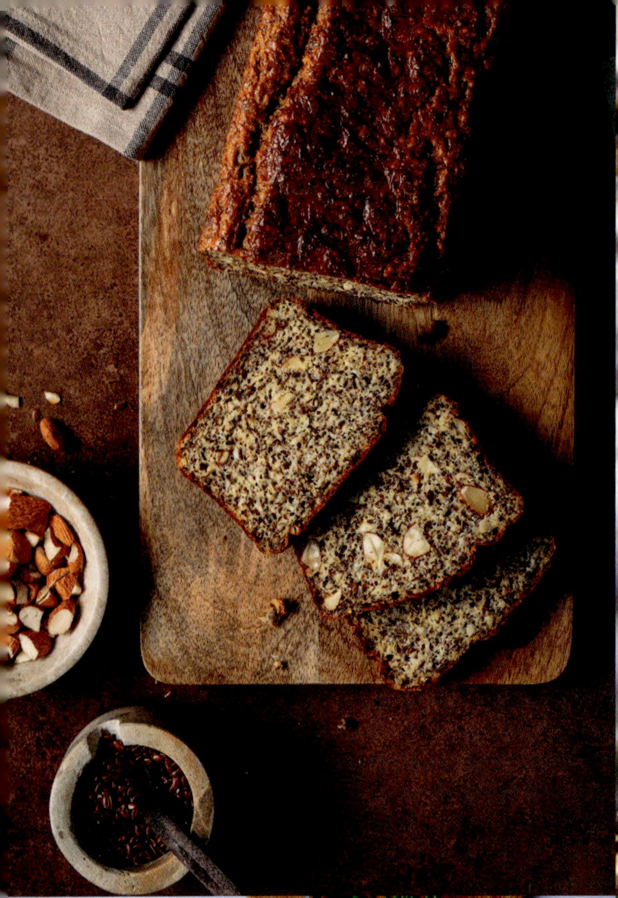
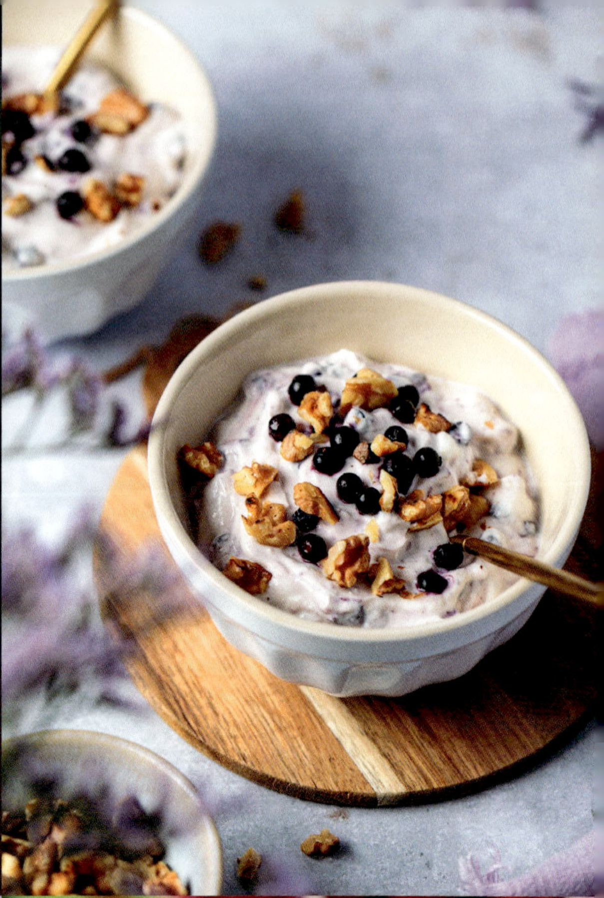
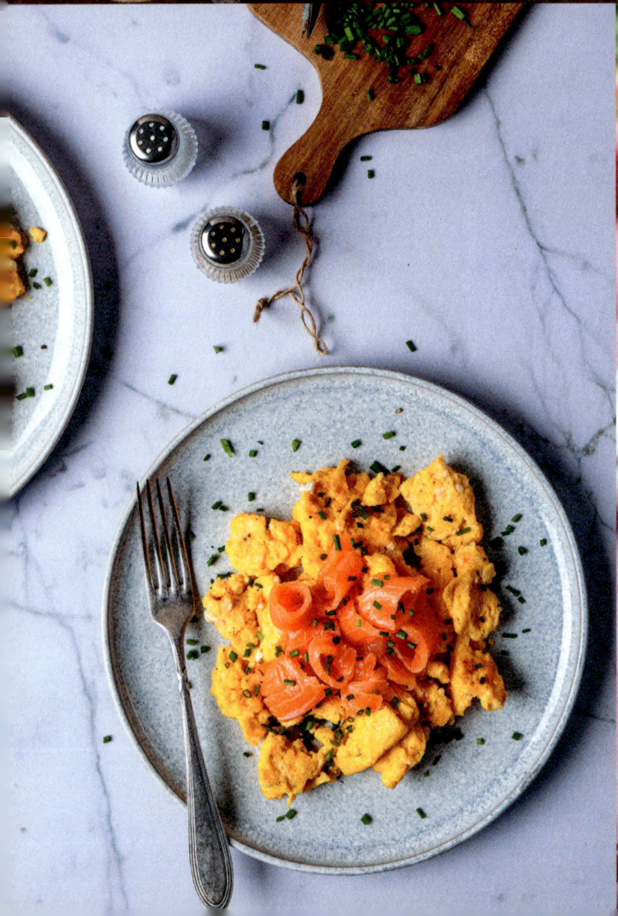
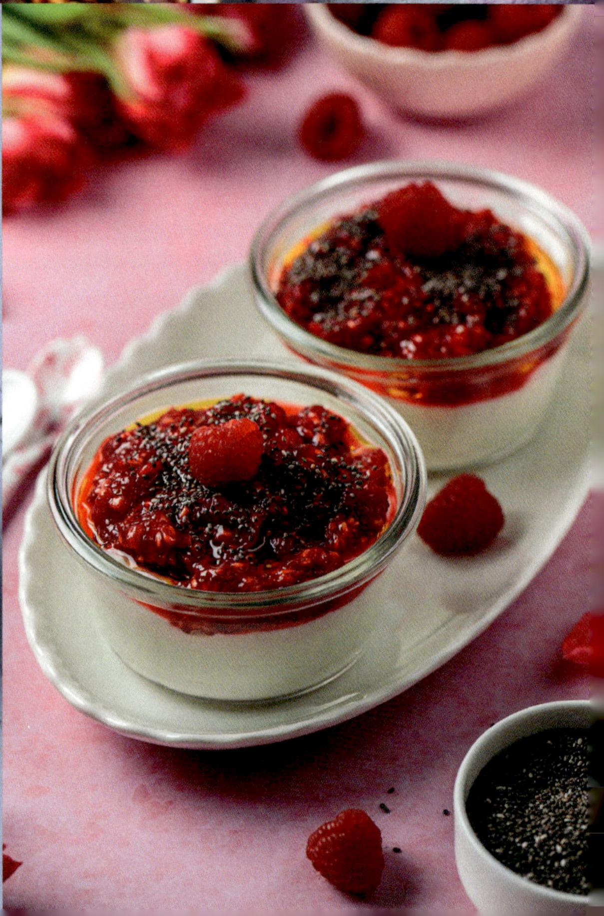

FRÜHSTÜCK

Leinsamen-Mandel-Brot

PRO SCHEIBE: 105 KCAL / 5,73 G E / 7,65 G F / 1,91 G KH / 2,91 G BAL

Für ca. 20 Scheiben

25 g Chiasamen
3 EL Wasser
50 g ganze, ungeschälte Mandeln
80 g gemahlene Mandeln
100 g geschrotete Leinsamen
5 Eier
300 g Quark
1 TL Salz
1 Pck. Backpulver
etwas Fett für die Form

1. Den Backofen auf 180 °C Ober-/Unterhitze (Umluft 160 °C) vorheizen.
2. Chiasamen mit Wasser in eine Teigschüssel geben und etwas quellen lassen.
3. Die ganzen Mandeln grob hacken. Alle Zutaten zu den Chiasamen geben und mit dem Rührgerät zu einem Teig verarbeiten.
4. Eine Kastenform (ca. 25 cm Länge) dünn einfetten, den Teig hineingeben und im vorgeheizten Backofen 55–60 Minuten backen. Gegen Ende der Backzeit eventuell mit Alufolie abdecken.
5. Brot in der Form abkühlen lassen, dann stürzen und möglichst frisch genießen. Im Kühlschrank hält es sich 2–3 Tage.

INFO

Leinsamen, der ganz oben auf der Liste der heimischen Superfoods steht, gibt es als gelbe oder braune Körnchen, als Schrot und Mehl. Seine Ballaststoffe bringen die Verdauung in Schwung und machen lange satt. Lecithin, B-Vitamine und ein hoher Eiweißgehalt – alles gut für die Zellerneuerung. Dazu kommt ein hoher Gehalt an Omega-3-Fettsäuren, was stark gegen Entzündungen wirkt.

Alternativ zu gemahlenen Mandeln und geschroteten Leinsamen können Sie auch die entsprechenden Mehle ganz oder teilweise verwenden.

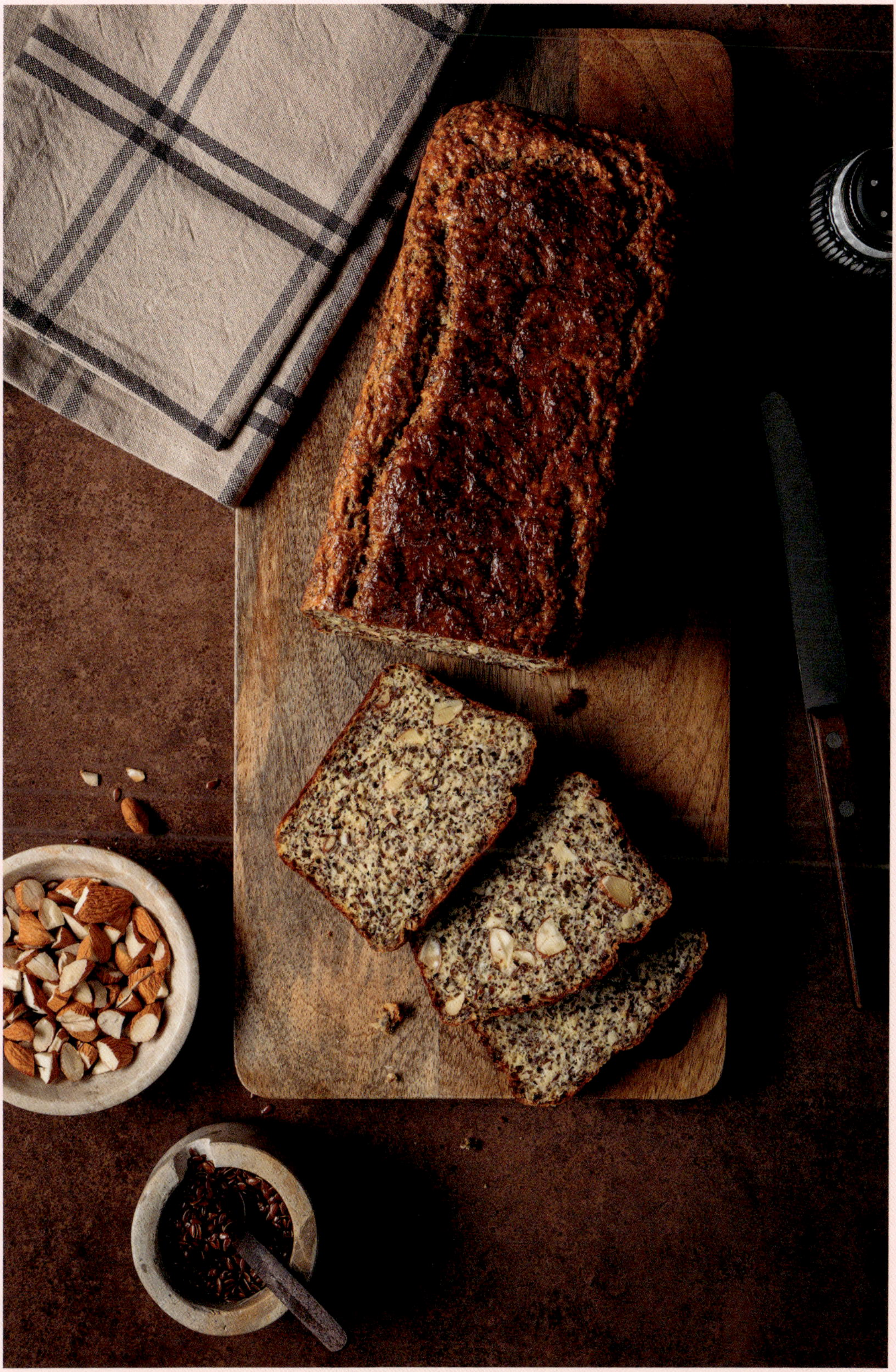

Zucchini-Möhren-Brot

PRO SCHEIBE: 146 KCAL / 5,42 G E / 12,09 G F / 2,48 G KH / 3,43 G BAL

Für ca. 20 Scheiben

200 g Möhren
200 g Zucchini
60 g Chiasamen
50 ml Wasser
50 g geschrotete Leinsamen
15 g Weizenkleie
1 EL Koriandersaat nach Belieben
200 g gemahlene Mandeln
4 EL kalt gepresstes Olivenöl
½ Pck. Backpulver
2 TL Salz
6 Eier

1. Den Backofen auf 180 °C Ober-/Unterhitze (Umluft 160 °C) vorheizen.
2. Die Möhren schälen und putzen. Die Zucchini waschen und putzen. Beides auf der groben Seite der Reibe raspeln.
3. Möhren- und Zucchiniraspel auf ein mit Backpapier ausgelegtes Backblech geben und 20 Minuten im Backofen trocknen. Vom Backblech ziehen und auskühlen lassen.
4. In der Zwischenzeit die Chiasamen mit dem Wasser in einer Teigschüssel quellen lassen.
5. Alle Zutaten zu den Chiasamen geben und mit dem Rührgerät zu einem glatten Teig verarbeiten.
6. Eine Kastenform (ca. 25 cm Länge) mit Backpapier auslegen, den Teig hineingeben und auf der mittleren Schiene 1 Stunde im Ofen backen. Anschließend 15 Minuten im ausgeschalteten Ofen lassen, dann aus der Form heben und vollständig auskühlen lassen.

TIPP

Statt der Möhren können Sie auch mal Brokkoli oder Blumenkohl verwenden. Info: Chiasamen sind – wie die heimischen Leinsamen – reich an Omega-3-Fettsäuren, Ballaststoffen, Proteinen und Mineralstoffen. Wichtig ist, dass Sie viel dazu trinken, damit die Samen quellen können. Für Veganer sind Chiasamen eine bedeutende Eiweißquelle.

INFO

Weizenkleie entsteht bei der Getreideverarbeitung. Sie bleibt übrig, wenn das Mehl abgesiebt ist, wodurch kaum noch Kohlenhydrate enthalten sind. Etwa zur Hälfte besteht Kleie aus Ballaststoffen und punktet mit viel Eiweiß (16 g / 100 g). Als Zutat beim Backen ist sie nützlich, weil sie schnell aufquillt und den Teig luftiger macht.

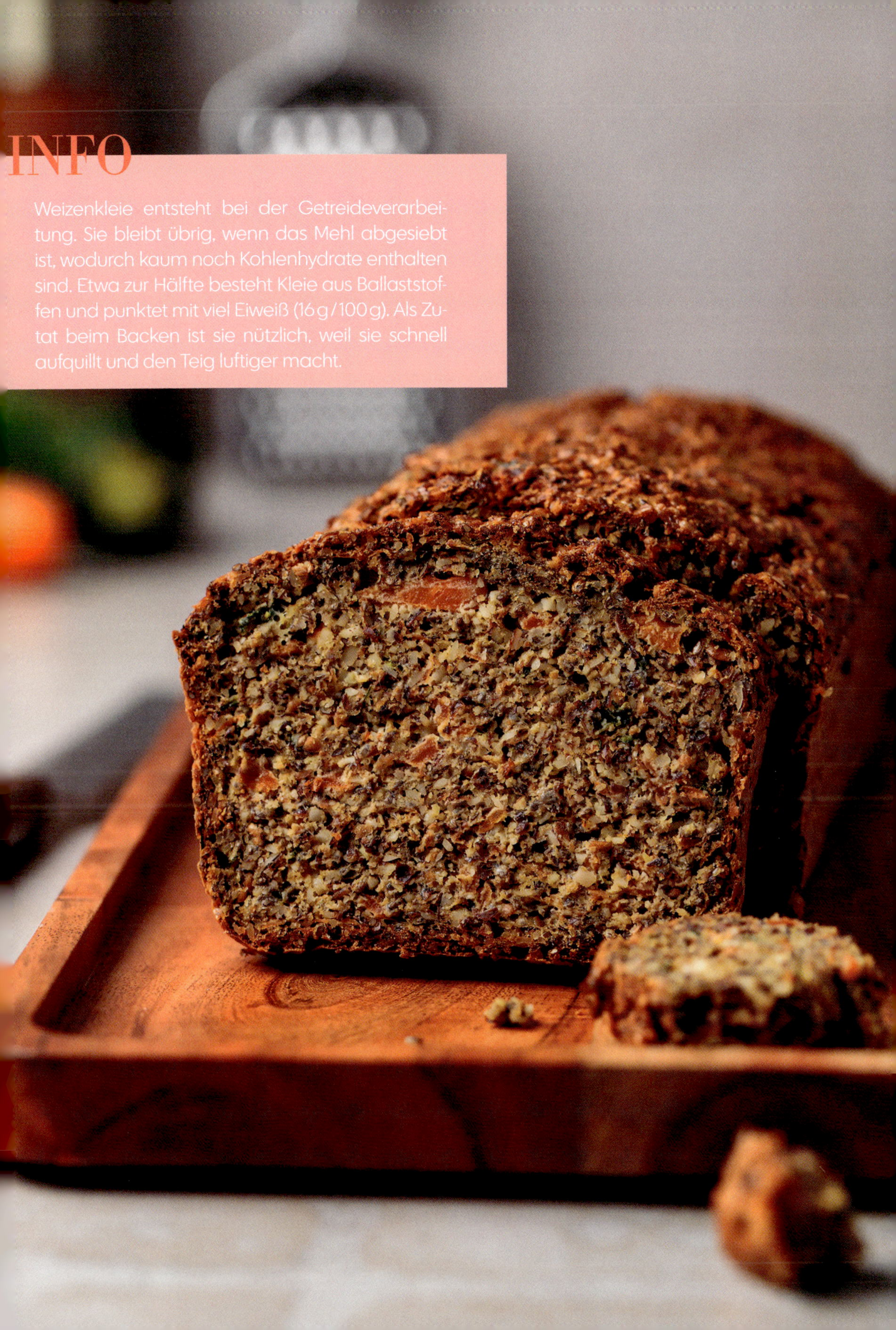

Wolkenbrot

PRO STÜCK: 86 KCAL / 4,08 G E / 7,26 G F / 1,03 G KH / 0 G BAL

Für 8 Stück

4 Eier
1 Prise Salz
2 EL Olivenöl
120 g Quark oder fettarmer Frischkäse
1 TL Backpulver

1. Den Backofen auf 150 °C Ober-/Unterhitze (Umluft 130 °C) vorheizen.
2. Die Eier trennen. Eiweiß mit Salz in einer sehr (!) sauberen Schüssel mit dem Rührgerät steif schlagen.
3. Olivenöl, Quark, Eigelb und Backpulver in einer weiteren Schüssel mit dem Handrührgerät glatt rühren. Den Eischnee vorsichtig unterheben. Es sollen noch »Wölkchen« vom Eischnee sichtbar sein.
4. Ein Backblech mit Backpapier auslegen und mit einem Esslöffel 8 kleine Häufchen (ca. 6–7 cm Ø) mit Abstand (der Teig rinnt auseinander) daraufsetzen. Brötchen 20–25 Minuten im Ofen blond oder hellbraun backen.

TIPP

Nach Belieben können Sie die kalorienarmen Oopsies oder Cloud Bread, wie das Wolkenbrot auch genannt wird, vor dem Backen mit Sesam oder Körnern bestreuen. Kräuter können Sie direkt in das Quark-Ei-Gemisch geben. Der Teig kann auch auf dem Backblech verstrichen und nach dem Backen und Auskühlen in Vierecke geschnitten werden.

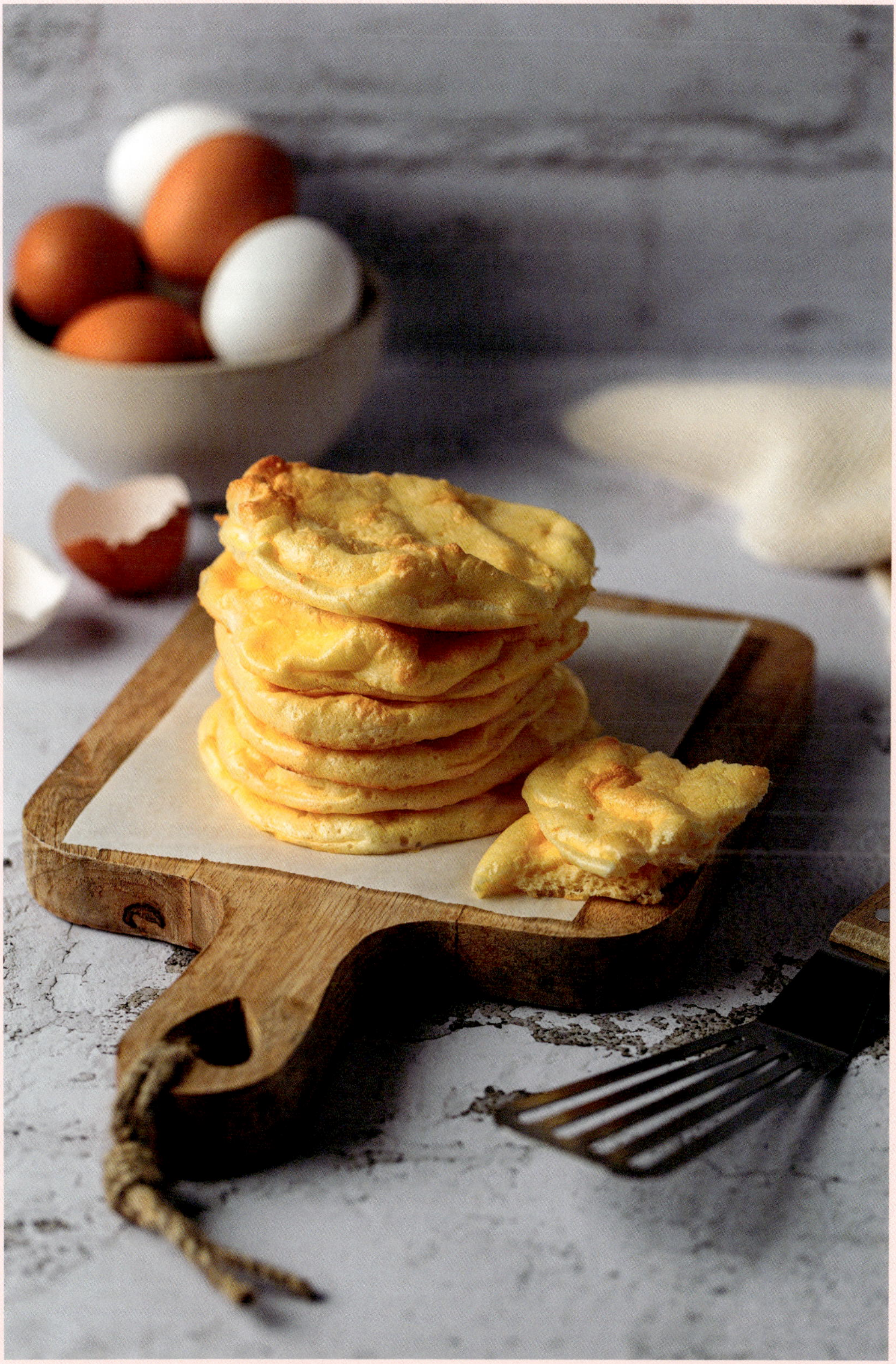

Knäckebrot

PRO STÜCK: 118 KCAL / 3,09 G E / 9,19 G F / 3,23 G KH / 3,19 G BAL

Für 16 Stück

60 g Leinsamenschrot
210 ml Wasser
50 g ganze, ungeschälte Haselnüsse
50 g Kürbiskerne
50 g Sonnenblumenkerne
50 g ganze Leinsamen
45 g Dinkelvollkornmehl
1 TL Salz
2 EL kalt gepresstes Olivenöl

1. Den Backofen auf 180 °C Ober-/Unterhitze (160 °C Umluft) vorheizen.
2. Den Leinsamenschrot mit 125 ml Wasser in einer kleinen Schüssel verrühren und quellen lassen.
3. Haselnüsse und Kürbiskerne hacken und in eine Teigschüssel geben. Sonnenblumenkerne, ganze Leinsamen, Dinkelvollkornmehl, Salz, Olivenöl und den gequollenen Leinsamenschrot dazugeben und vermischen.
4. Nach und nach das restliche Wasser einrühren, sodass ein weicher Teig entsteht. Eventuell noch etwas Wasser zufügen.
5. Ein Backblech mit Backpapier auslegen und den Teig darauf gleichmäßig dünn zu einem Rechteck von ca. 25 × 30 cm verstreichen. Am besten geht das mit einer Teigkarte. Je dünner der Teig ist, desto knuspriger wird das Brot.
6. Blech in den Ofen schieben und Teig 15 Minuten backen. Dann das Blech herausnehmen und den Teig in 16 schmale Rechtecke schneiden und diese etwas auseinanderschieben. Anschließend in 25–30 Minuten fertig backen, bis die Ränder leicht gebräunt sind. Herausnehmen und auskühlen lassen.

TIPP

Die Teigplatte lässt sich auch nach dem Abkühlen noch schneiden, wird dann aber an den Rändern bröseliger. Sie kann auch mit den Händen gebrochen werden.

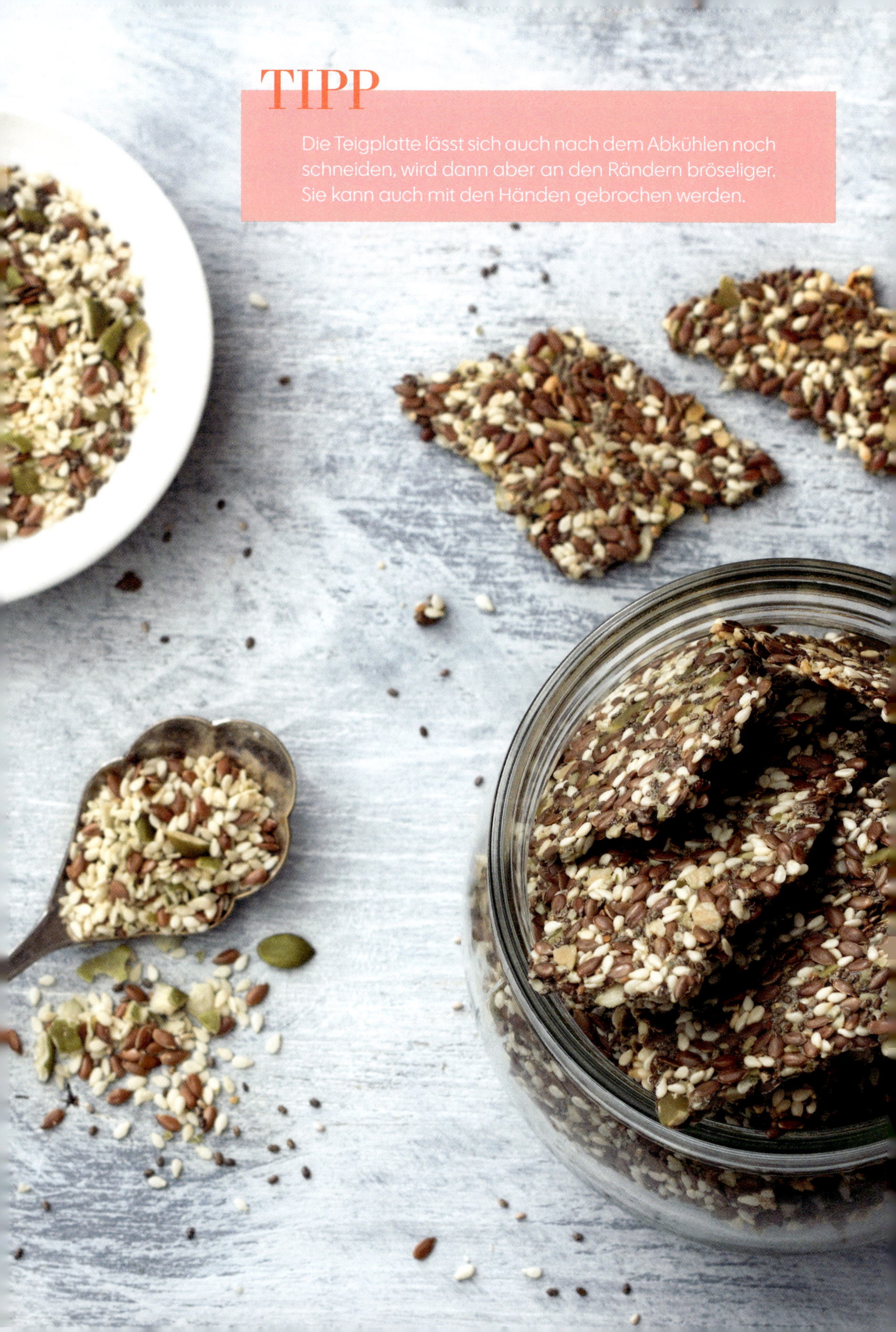

Kräuter-Pfannkuchen

PRO STÜCK: 118 KCAL / 6,26 G E / 9,70 G F / 1,14 G KH / 0,43 G BAL

Für 6 Stück

50 g frische Kräuter (z. B. Petersilie, Schnittlauch)
2 hart gekochte Eier
4 Eier
1 gestrichener TL Salz
Pfeffer
6 TL kalt gepresstes Olivenöl oder Weidebutter
Frischkäse nach Belieben

1. Kräuter waschen und mit Küchenpapier trocken tupfen. Gegebenenfalls die Blätter von den Stängeln zupfen. Kräuter hacken. Harte Eier schälen und ebenfalls hacken. Beides in einer Schüssel vermischen.
2. Frische Eier mit Salz und Pfeffer dazugeben und alles zu einer cremigen Masse verrühren.
3. Jeweils 1 TL Öl oder Butter in einer beschichteten Pfanne (ca. 20 cm Ø) bei milder Hitze schmelzen und je 1 Kelle Teig hineingeben. Schwenken, bis der ganze Boden bedeckt ist.
4. Pfannkuchen 1½–2 Minuten backen, bis sich an der Oberfläche kleine Löcher zeigen, dann wenden und in 30 Sekunden fertig backen.
5. Auf einen Teller gleiten lassen und heiß oder lauwarm – zum Beispiel mit Frischkäse bestrichen – genießen.

TIPP

Sie können die Pfannkuchen auch süß, ohne Kräuter und Pfeffer zubereiten. Sie schmecken lecker mit Schmand und frischen Heidel- oder Erdbeeren. Für Ihre Ketotage können Sie die Pfannkuchen auch auf Vorrat backen und einzeln einfrieren oder im Kühlschrank 3–4 Tage aufbewahren.

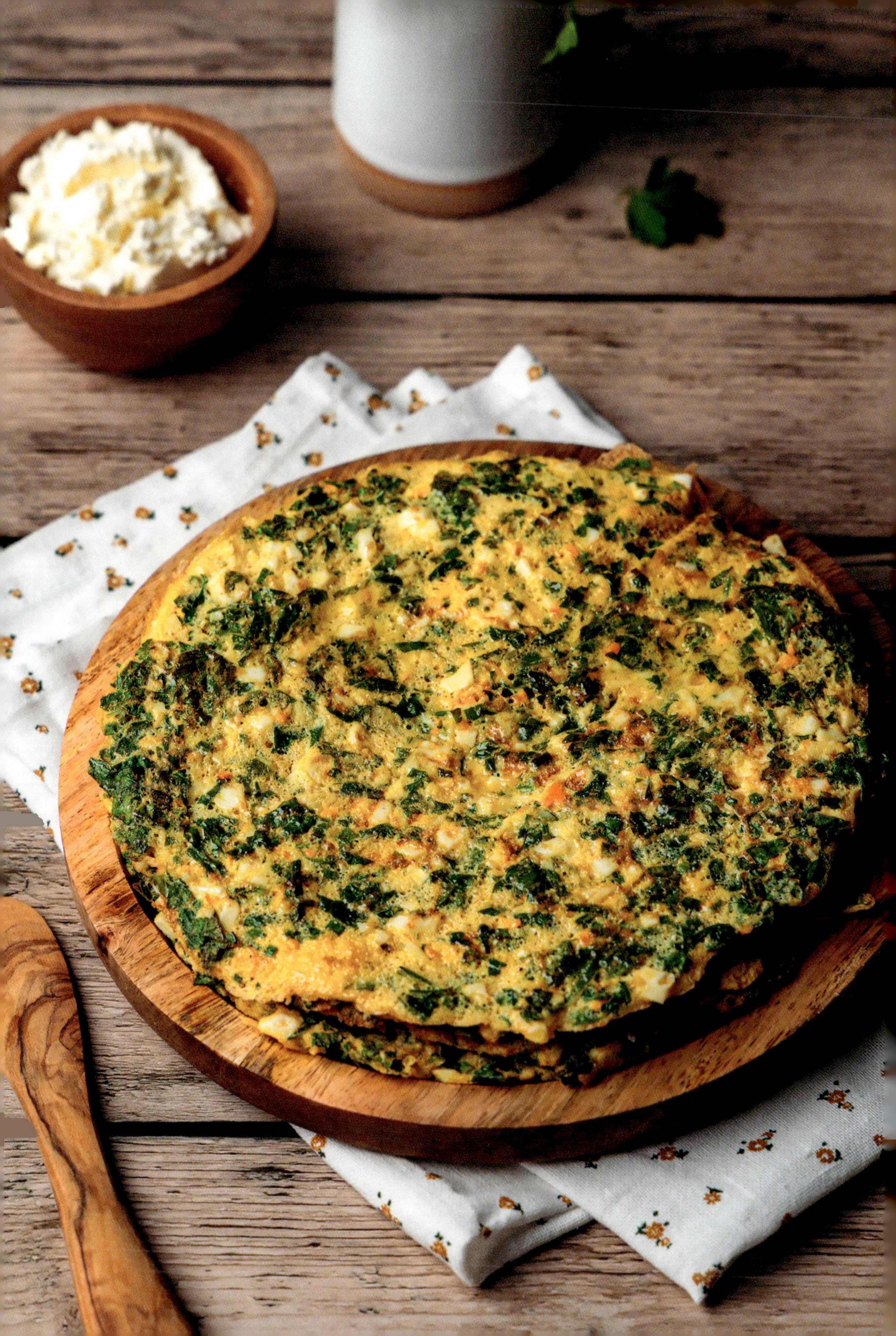

Käse-Omelett mit Tomaten

PRO PORTION: 426 KCAL / 20,76 G E / 36,65 G F / 3,04 G KH / 0,45 G BAL

Für 2 Portionen

50 g Cocktailtomaten
1 Stängel glatte Petersilie oder andere Kräuter nach Belieben
60 g alter Gouda
4 Eier
50 ml Schlagsahne
Salz, Pfeffer
15 g Weidebutter

1. Den Backofen auf 80 °C Ober-/Unterhitze (Umluft 60 °C) vorheizen.
2. Die Tomaten waschen und halbieren. Die Petersilie waschen, trocken tupfen, die Blätter vom Stängel zupfen und hacken.
3. Die Hälfte des Goudas in dünnen Scheiben abschneiden und beiseitelegen. Den restlichen Käse reiben.
4. Geriebenen Käse, Eier, Sahne, Salz und Pfeffer in eine Schüssel geben und mit dem Schneebesen verquirlen.
5. Die Hälfte der Butter in einer kleinen beschichteten Pfanne (ca. 16 cm Ø am Boden) schmelzen. Die Hälfte der Eimasse hineingeben und bei mittlerer Hitze 2 Minuten stocken lassen. Die Hälfte der Käsescheiben und der Tomaten darauflegen und Omelett zugedeckt weitere 2 Minuten garen.
6. Omelett zusammenklappen, auf einen Teller geben und im Backofen warmhalten.
7. Die restlichen Zutaten zu einem zweiten Omelett verarbeiten. Vor dem Servieren Omeletts mit Petersilie bestreuen.

TIPP

Auch immer gut zur Käse-Eier-Kombination: einige Scheiben Salatgurke oder je 1 EL Hüttenkäse. Wenn Sie abnehmen wollen, sollten Sie die Schlagsahne durch fettarme Milch ersetzen.

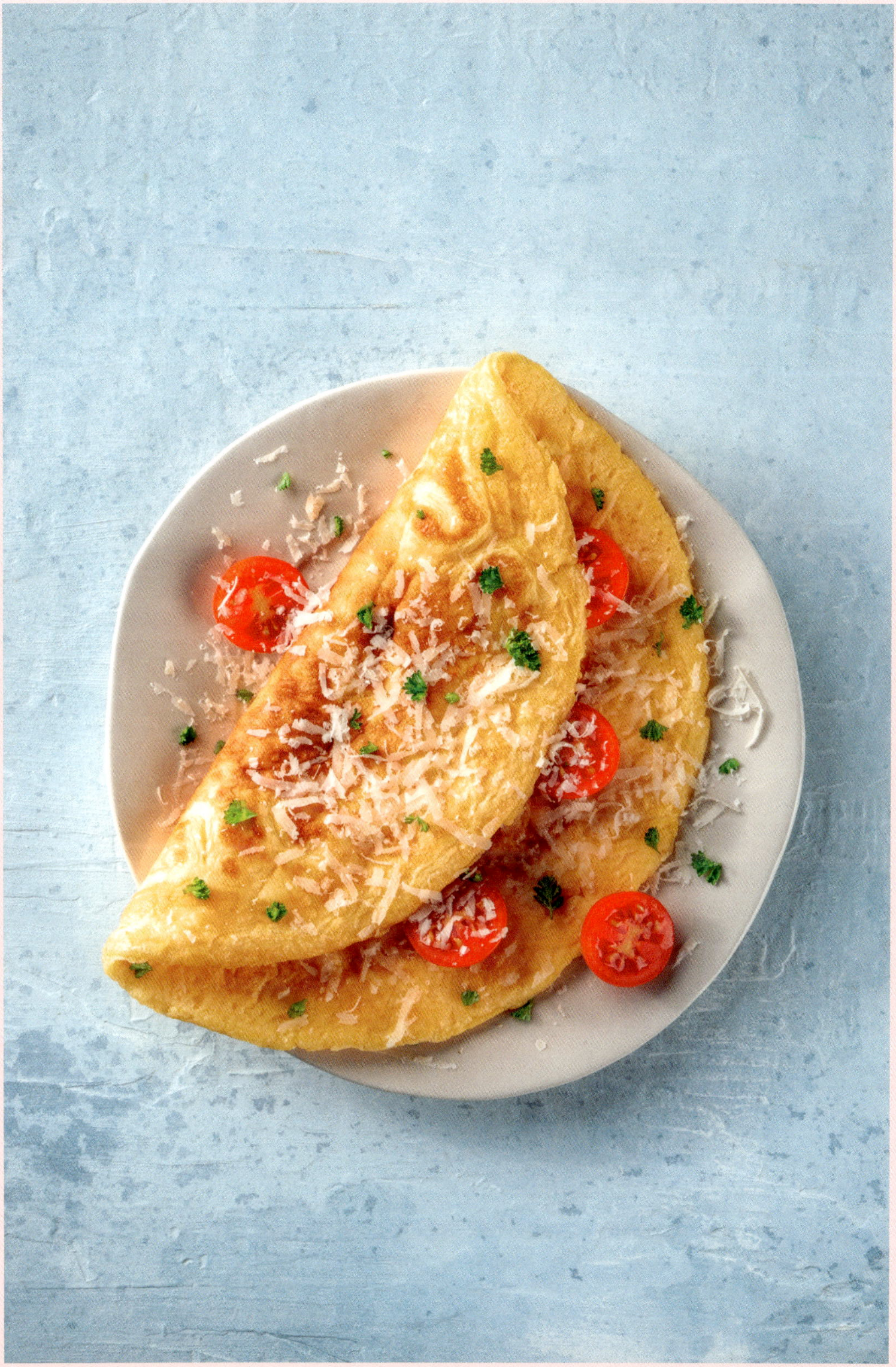

Omelett mit Avocado und Rucola

PRO PORTION: 335 KCAL / 13,62 G E / 28,75 G F / 4,90 G KH / 2,51 G BAL

Für 2 Portionen

1 EL Zitronensaft
1 EL kalt gepresstes Olivenöl
Salz, Pfeffer
1 kleine Avocado
40 g Rucola
4 Eier
30 ml Milch
2 TL Weidebutter

1. Zitronensaft, Olivenöl, etwas Salz und Pfeffer in eine Schüssel geben. Mit dem Schneebesen zu einem cremigen Dressing rühren.
2. Die Avocado längs halbieren, den Kern entfernen und das Fruchtfleisch möglichst im Ganzen mit einem Löffel herausheben. Fruchtfleisch in Scheiben schneiden.
3. Rucola waschen, verlesen und gut abtropfen lassen. Beides zum Dressing geben, mischen und etwas durchziehen lassen.
4. Die Eier in eine Schüssel geben, mithilfe eines Schneebesens mit der Milch verquirlen und mit etwas Salz und Pfeffer würzen.
5. 1 EL Butter in einer beschichteten Pfanne (ca. 20 cm Ø) mild erhitzen. Die Hälfte der Eimasse hineingießen, stocken lassen, wenden und Omelett fertig backen. Auf einen Teller gleiten lassen und warm halten.
6. Vorgang wiederholen und ein zweites Omelett backen.
7. Avocado und Rucola auf den Omeletts verteilen und diese zusammenklappen.

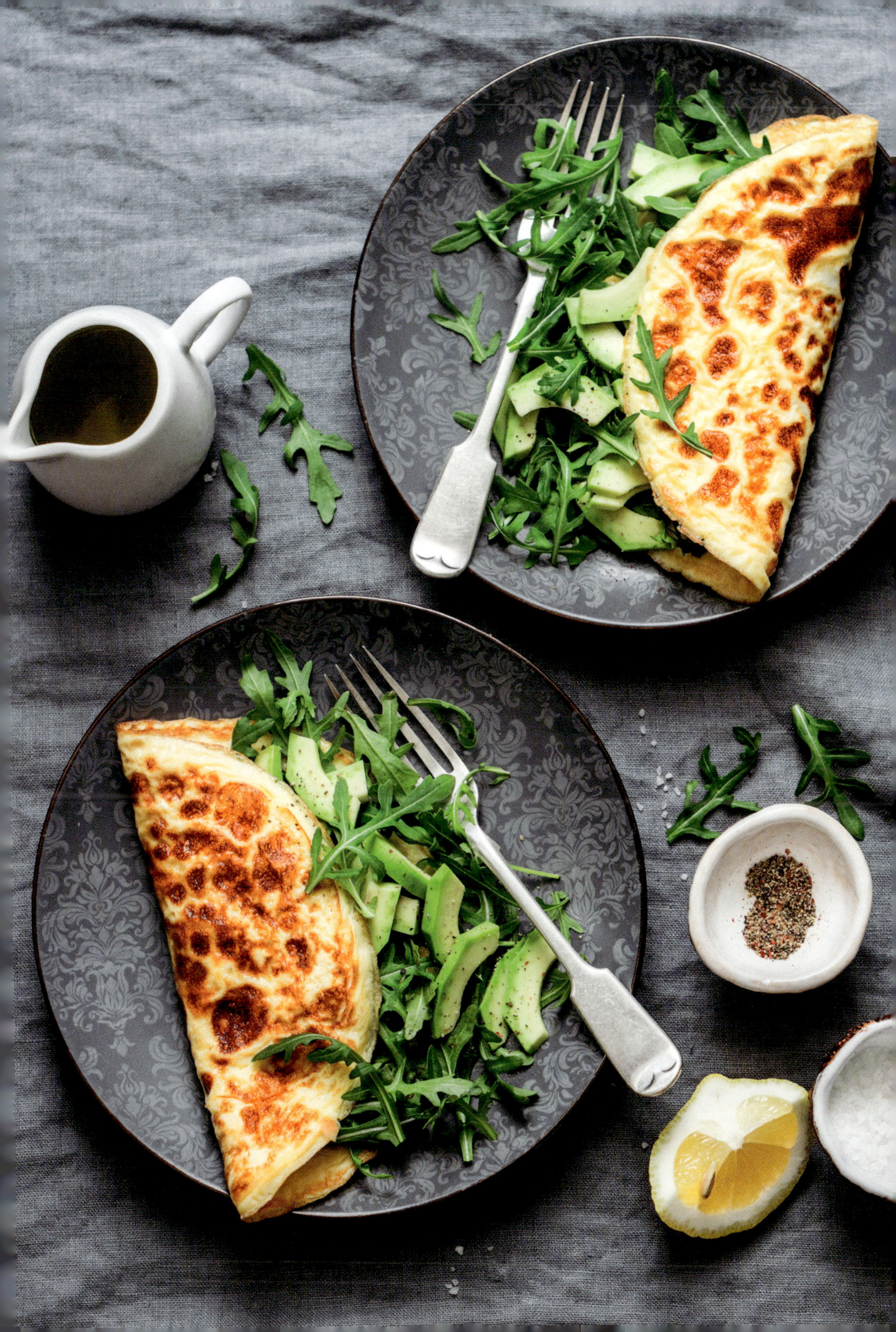

Rührei mit Lachs und Hüttenkäse

PRO PORTION: 339 KCAL / 26,51 G E / 24,92 G F / 1,83 G KH / 0,60 G BAL

Für 2 Portionen

4 Eier
Salz, Pfeffer
30 ml Wasser mit Kohlensäure
100 g Räucherlachs
20 g Ghee oder Weidebutter
50 g Hüttenkäse
2 EL Schnittlauch in Röllchen

1. Die Eier mit Salz, Pfeffer und Mineralwasser in eine Schüssel geben und mit dem Schneebesen schaumig schlagen. Den Lachs in Streifen schneiden.
2. Ghee in einer beschichteten Pfanne bei milder Hitze schmelzen, die Eimasse hineingießen, etwas stocken lassen und den Hüttenkäse mit einem Teelöffel darüber verteilen. Dann mit einem Kochlöffel behutsam vom Rand her das Ei umrühren, bis alles durchgebraten ist.
3. Rührei auf 2 Teller verteilen, die Lachsstreifen dazugeben und das Ganze mit Schnittlauch bestreuen.

INFO

Ghee ist geklärte Butter, die Sie auch unter der Bezeichnung Butterschmalz bekommen. In der ayurvedischen Küche gilt Ghee unter anderem als heilkräftig, entzündungshemmend und entgiftend. Ghee ist laktosefrei und ideal zum Kochen, da es hoch erhitzt werden kann.

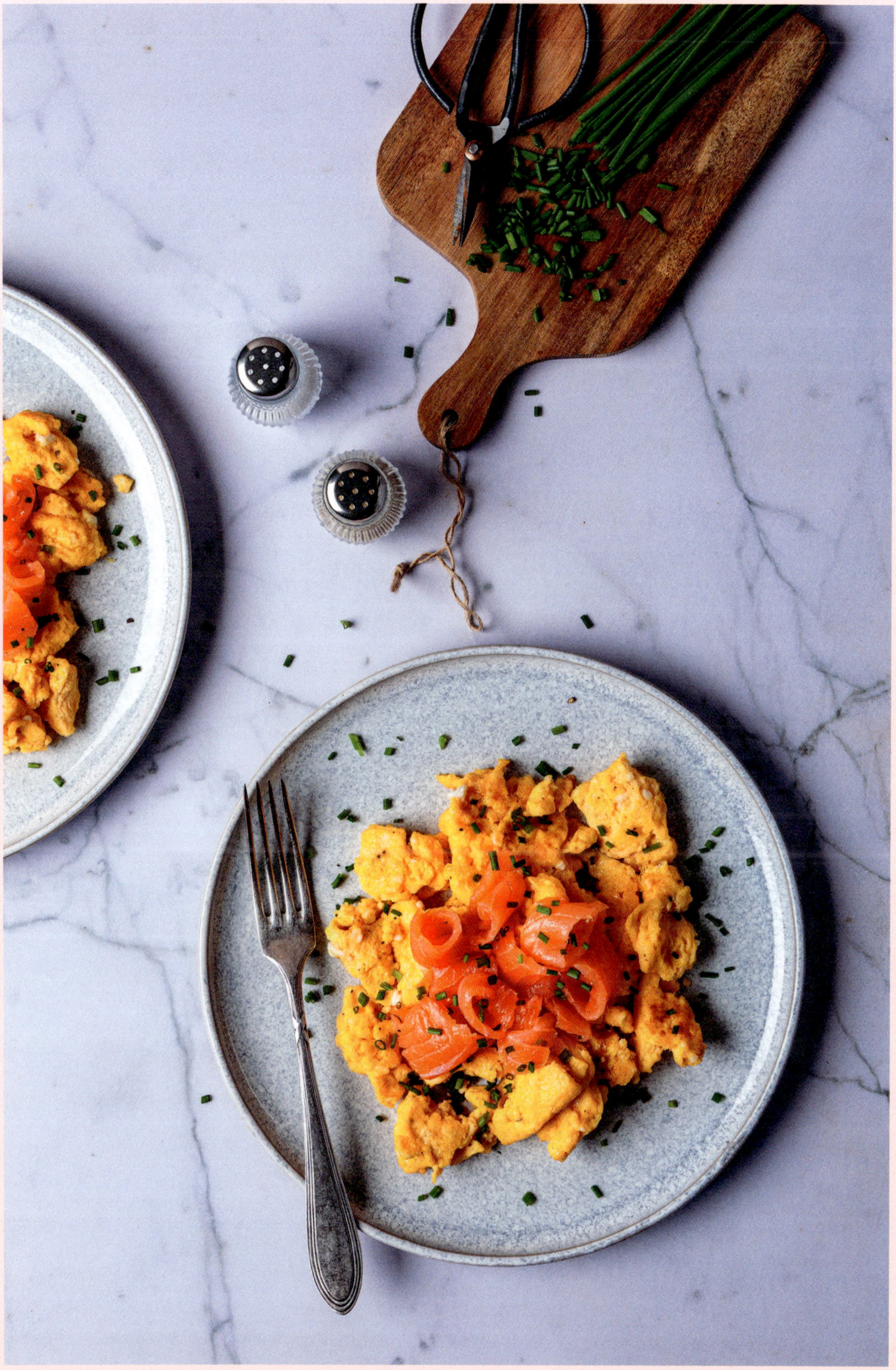

Himbeerquark mit Chiasamen und Leinöl

PRO PORTION: 289 KCAL / 12,47 G E / 21,86 G F / 8,45 G KH / 5,04 G BAL

Für 2 Portionen

150 g Quark
150 g Skyr
150 g Himbeere, frisch oder TK
2 TL Chiasamen
2 EL Leinöl

1. Quark und Skyr in eine Schüssel geben und cremig rühren. Auf 2 kleine Schüsseln verteilen.
2. Himbeeren waschen und gut abtropfen lassen. In ein Glas geben, mit einer Gabel leicht zerdrücken und über das Quarkgemisch löffeln.
3. Quarkmischung mit Chiasamen bestreuen und das Leinöl darüber träufeln.

INFO

Leinöl – wie auch Leinsamen – ist ziemlich unschlagbar in seiner gesundheitlichen Wirkung: Vitamine A, B, D, E, dazu Calcium, Eisen, Magnesium, Phosphor, Kupfer, Natrium, Zink und Jod. Alles eine Wohltat für Ihren Organismus!

Allerdings ist es sehr empfindlich. Die Inhaltsstoffe gehen beim Erhitzen verloren und es würde zudem bitter. Am besten bewahren Sie Leinöl im Kühlschrank auf und verbrauchen es nach dem Öffnen rasch, denn es wird leicht ranzig. Zum Glück gibt es Leinöl in 250-ml-Flaschen zu kaufen, da ist die Gefahr, dass es verdirbt, bevor Sie es aufgebraucht haben, geringer.

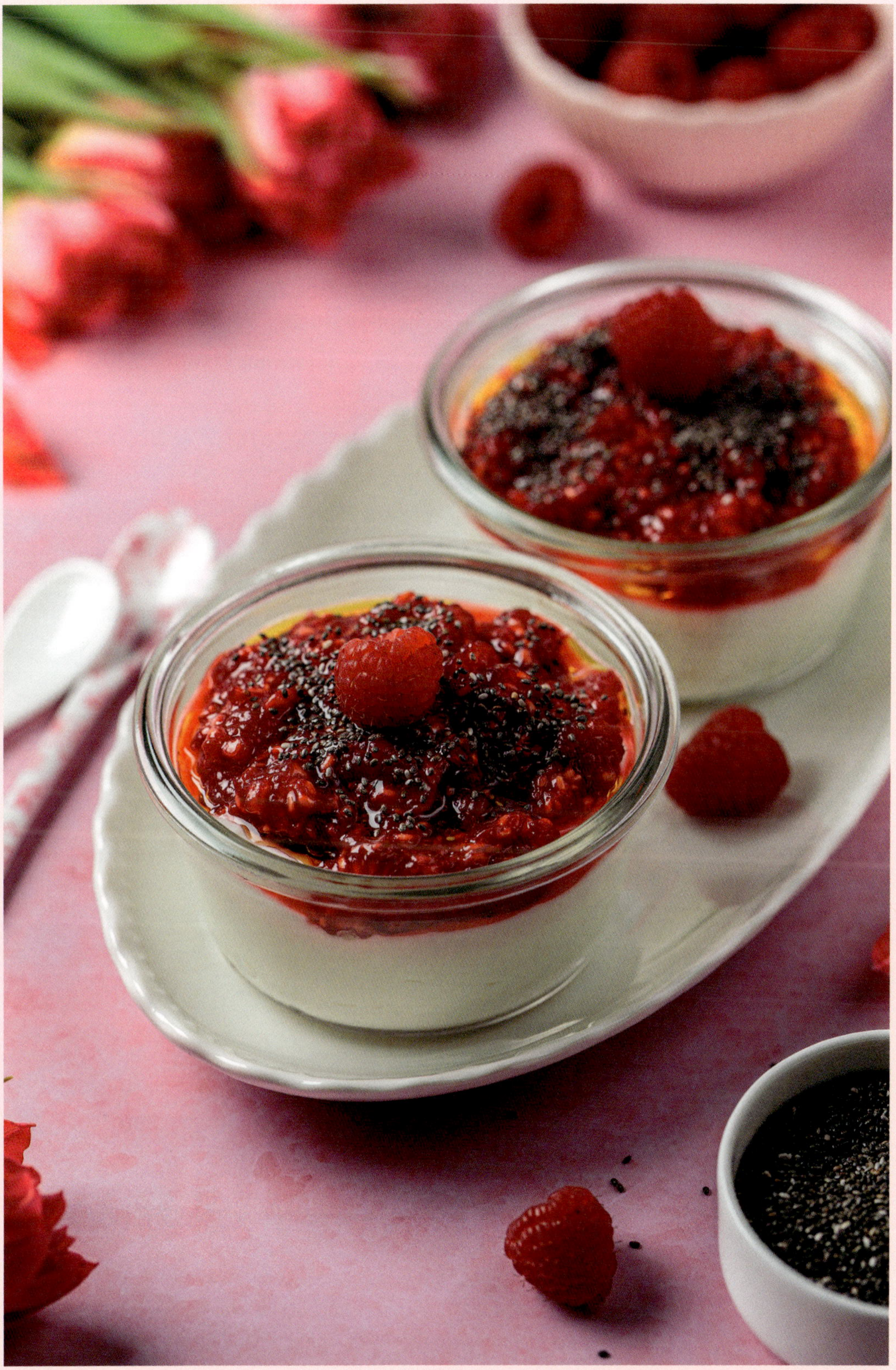

Heidelbeerquark mit Walnüssen

PRO PORTION: 287 KCAL / 19,45 G E / 18,86 G F / 9,52 G KH / 2,92 G BAL

Für 2 Portionen
200 g Quark
100 g Skyr
Süßstoff nach Belieben
80 g Wildheidelbeeren, frisch oder TK
40 g Walnüsse

1. Quark und Skyr in eine Schüssel geben und cremig rühren. Nach Belieben mit wenig Süßstoff süßen. Auf 2 kleine Schüsseln verteilen.
2. Die Heidelbeeren waschen, verlesen und gut abtropfen lassen. Auf einen Teller geben, mit einer Gabel etwas zerdrücken und unter das Quark-Skyr-Gemisch rühren.
3. Die Walnüsse hacken und nach Belieben in einer beschichteten Pfanne ohne Fett rösten. Über den Heidelbeerquark streuen.

INFO

Fruchtzucker, den Sie wie alle anderen Zucker vermeiden sollten, ist natürlich auch in Beerenobst enthalten, das wir Ihnen trotzdem empfehlen. Allerdings nicht täglich und nur in kleinen Mengen. Denn die gesundheitlich wertvollen Inhaltsstoffe haben es in sich: Schon etwa 100 g pro Woche (!) stärken Immunsystem und Herz, helfen dem Gedächtnis auf die Sprünge und reparieren beschädigte Körperzellen. Das kommt von den enthaltenen Pflanzenfarbstoffen, den Anthocyanen, die zudem auch noch Entzündungen reduzieren.

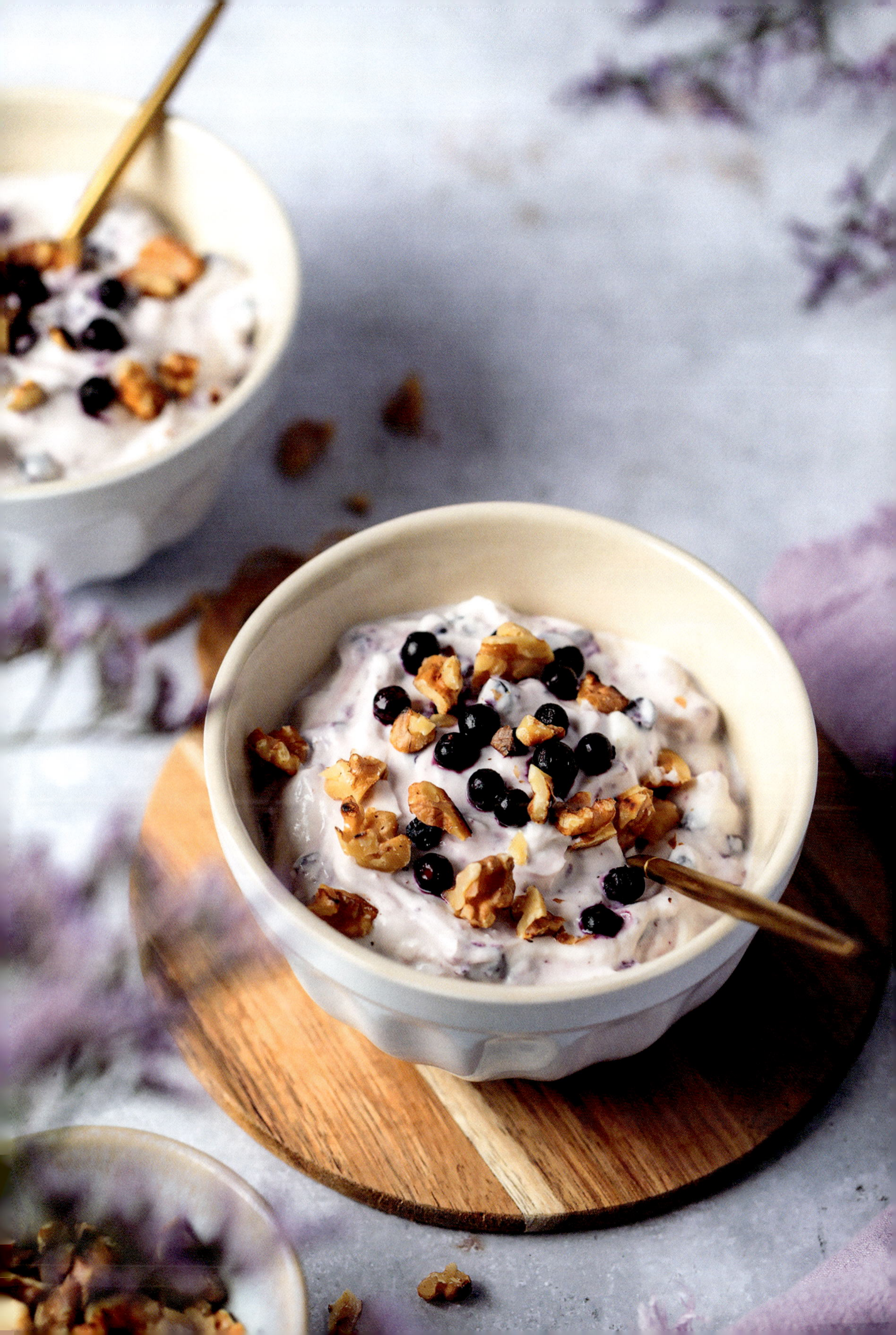

Erdbeer-Skyr mit Kürbis- und Sonnenblumenkernen

PRO PORTION: 221 KCAL / 17,46 G E / 11,89 G F / 9,74 G KH / 2,46 G BAL

Für 2 Portionen

150 g Skyr
150 g Quark
150 g Erdbeeren
Süßstoff nach Belieben
20 g Kürbiskerne
20 g Sonnenblumenkerne

1. Skyr und Quark in einer Schüssel cremig rühren. Auf 2 kleine Schüsseln verteilen.
2. Die Erdbeeren waschen, gut abtropfen lassen, entstielen und halbieren oder vierteln. Nach Belieben einige Erdbeerstücke zur Dekoration beiseitelegen.
3. Die restlichen Erdbeeren auf einem flachen Teller mit einer Gabel fein zerdrücken und mit dem Skyr-Joghurt-Gemisch verrühren. Nach Belieben mit etwas Süßstoff süßen.
4. Kürbis- und Sonnenblumenkerne nach Belieben in einer beschichteten Pfanne ohne Fett unter Rühren rösten. Erdbeer-Skyr mit den Kernen bestreuen und mit den beiseitegelegten Erdbeeren garnieren.

INFO

Skyr, der isländische Protein-Booster (ca. 11 g / 100 g), ist fast fettfrei und daher kalorienarm. Außerdem spendet er noch reichlich Calcium für Knochen und Zähne.

Da Skyr durch den hohen Eiweißgehalt gut sättigt, kann er auch als Snack vor und nach dem Workout gelöffelt werden. Achtung: Es gibt Varianten, denen zu viel Zucker zugesetzt ist. Diese sollten Sie meiden.

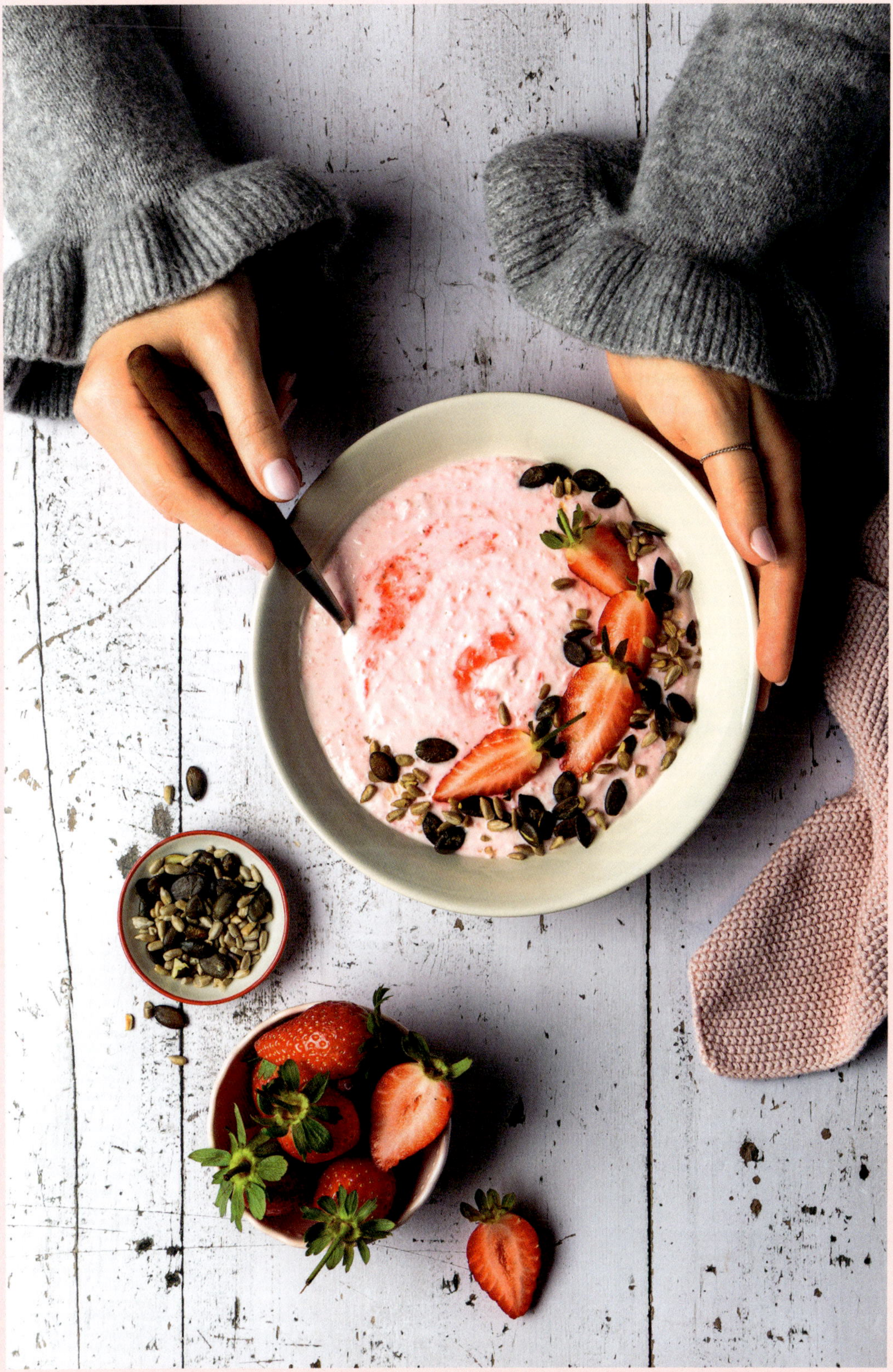

Avocado-Tofu-Mousse

PRO PORTION: 347 KCAL / 10,90 G E / 29,02 G F / 6,65 G KH / 9,01 G BAL

Für 4 Portionen
1 Vanilleschote
2 reife Avocados (à ca. 200 g)
100 g gemahlene Mandeln
200 g Seidentofu
25 g Kakaopulver in Rohkostqualität
1–2 TL Zitronensaft
flüssiger Süßstoff nach Belieben
einige Himbeeren oder Heidelbeeren nach Belieben

1. Die Vanilleschote längs aufschlitzen und das Mark mit einem Messerrücken herausschaben. Die Avocados längs halbieren, den Kern entfernen und das Fruchtfleisch mit einem Löffel herausheben.
2. Vanillemark, Avocado, gemahlene Mandeln und Tofu im Mixer oder mit dem Zauberstab pürieren (alternativ mit einer Gabel fein zerdrücken) und das Kakaopulver einrühren.
3. Mousse mit Zitronensaft und gegebenenfalls Süßstoff abschmecken, auf 4 Gläser verteilen und nach Belieben mit den gewaschenen Beeren garnieren.

TIPP

Es gibt von der Mousse gleich 4 Portionen. Sie kann gut 2–3 Tage im Kühlschrank aufbewahrt werden. Mit Milch, Skyr oder Kefir vermischt ergibt sie auch einen proteinreichen Smoothie.

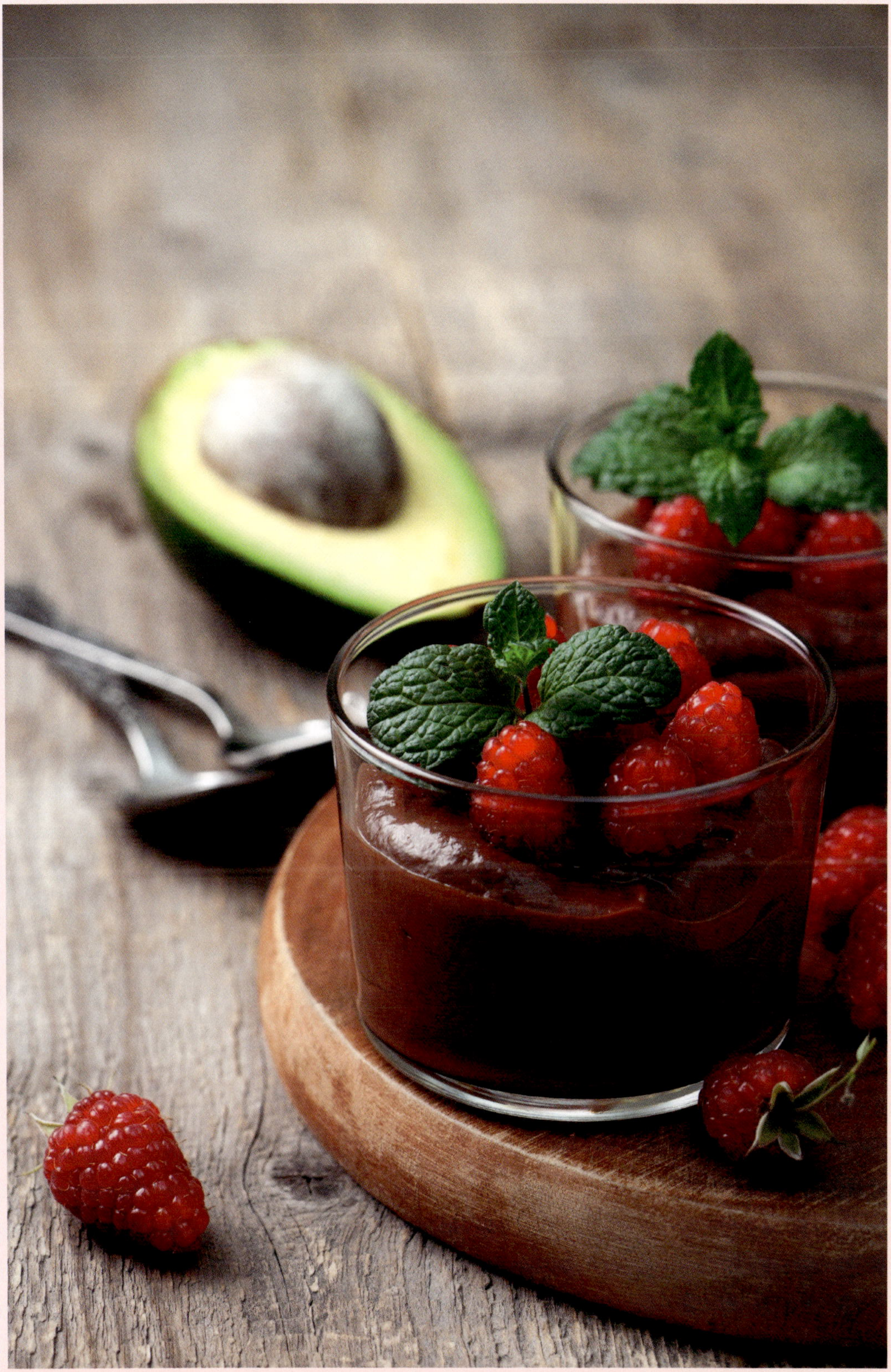

Tofu-Quark mit Leinöl und Granatapfelkernen

PRO PORTION: 342 KCAL / 16,97 G E / 26,09 G F / 8,71 G KH / 3,09 G BAL

Für 2 Portionen

100 g Seidentofu
200 g Quark
1 EL Lein- oder Nussöl
30 g Heidelbeeren
30 g Walnüsse
30 g Granatapfel-kerne
2 TL Leinsamen

1. Tofu mit Quark und Leinöl in eine Schüssel geben, glatt rühren und auf 2 kleine Schüsseln verteilen.
2. Die Heidelbeeren waschen, verlesen und gut abtropfen lassen. Die Walnüsse hacken und – nach Belieben – in einer beschichteten Pfanne ohne Fett rösten.
3. Granatapfelkerne, Leinsamen, Walnüsse und Heidelbeeren auf dem Tofu-Quark verteilen.

TIPP

Wer einen ganzen Granatapfel kauft, kann die Kerne ganz leicht aus der Frucht lösen: Granatapfel halbieren und mit der Schnittfläche nach unten über eine tiefe Schüssel halten. Mit einem Kochlöffel fest auf die Schale klopfen, sodass die Kerne herausfallen. Eventuell herausgefallene Trennhäutchen entfernen.

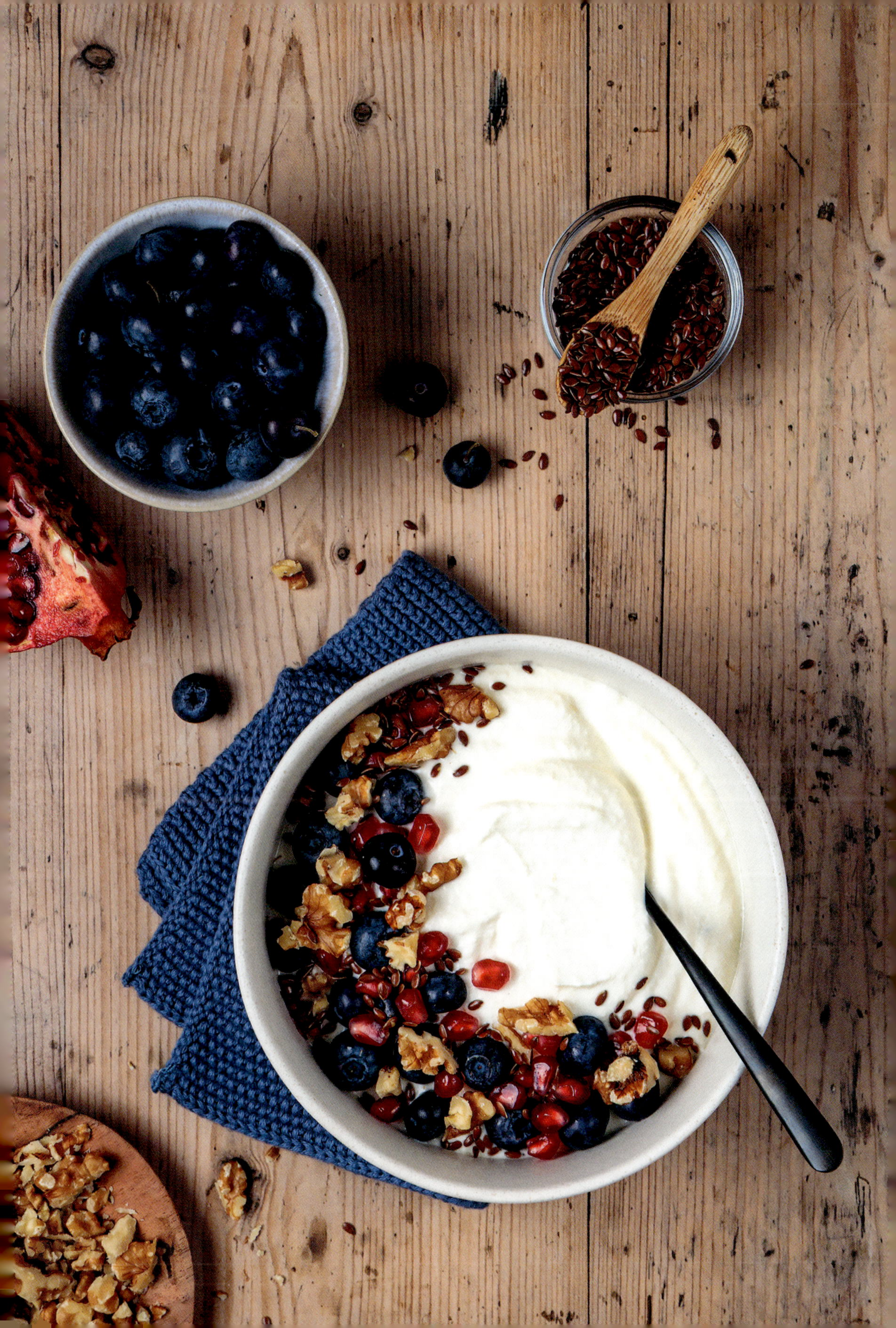

Hüttenkäse mit Skyr und Zimtbirnen

PRO PORTION: 220 KCAL / 17,94 G E / 11,47 G F / 9,90 G KH/ 2,88 G BAL

Für 2 Portionen

1 kleine Birne (ca. 80 g)
½ Vanilleschote
50 ml Wasser
½ TL gemahlener Zimt
125 g Hüttenkäse
125 g Skyr
Süßstoff nach Belieben
30 g Mandeln oder Walnüsse

1. Die Birne schälen, vierteln, das Kerngehäuse entfernen und das Fruchtfleisch würfeln. Die Vanilleschote längs aufschlitzen und das Mark mit einem Löffel herausschaben.
2. Wasser, Vanillemark, Zimt und Birnenwürfel in einen kleinen Topf geben und aufkochen lassen. Topf, vom Herd nehmen und Birne abkühlen lassen.
3. Hüttenkäse und Skyr in einer Schüssel glatt rühren. Nach Belieben mit etwas Süßstoff süßen.
4. Die Mandeln grob hacken und nach Belieben in einer beschichteten Pfanne unter Rühren rösten.
5. Hüttenkäse-Skyr-Gemisch auf 2 Schüsseln verteilen, die Birnen darüber löffeln und mit den gerösteten Mandeln bestreuen.

INFO

Zimt senkt den Blutzuckerspiegel und fördert gleichzeitig den Fettabbau. Zudem ist er ein wärmendes Gewürz. Seine Hitzeentwicklung (Thermogenese) regt den Stoffwechsel an und verbraucht Kalorien. Das kräftige Aroma unterdrückt Heißhunger auf Süßes.

Achten Sie auch auf die Qualität des Zimts, denn bisweilen wird das Pulver mit Gewürznelkenstielen, Kakaoschalen oder Ähnlichem gestreckt – dann hat er geringere Wirkung. Ceylon-Zimt ist heller und feiner im Aroma (auch teurer) als Cassia-Zimt aus China und Indonesien. Beide sind in Bio-Qualität erhältlich.

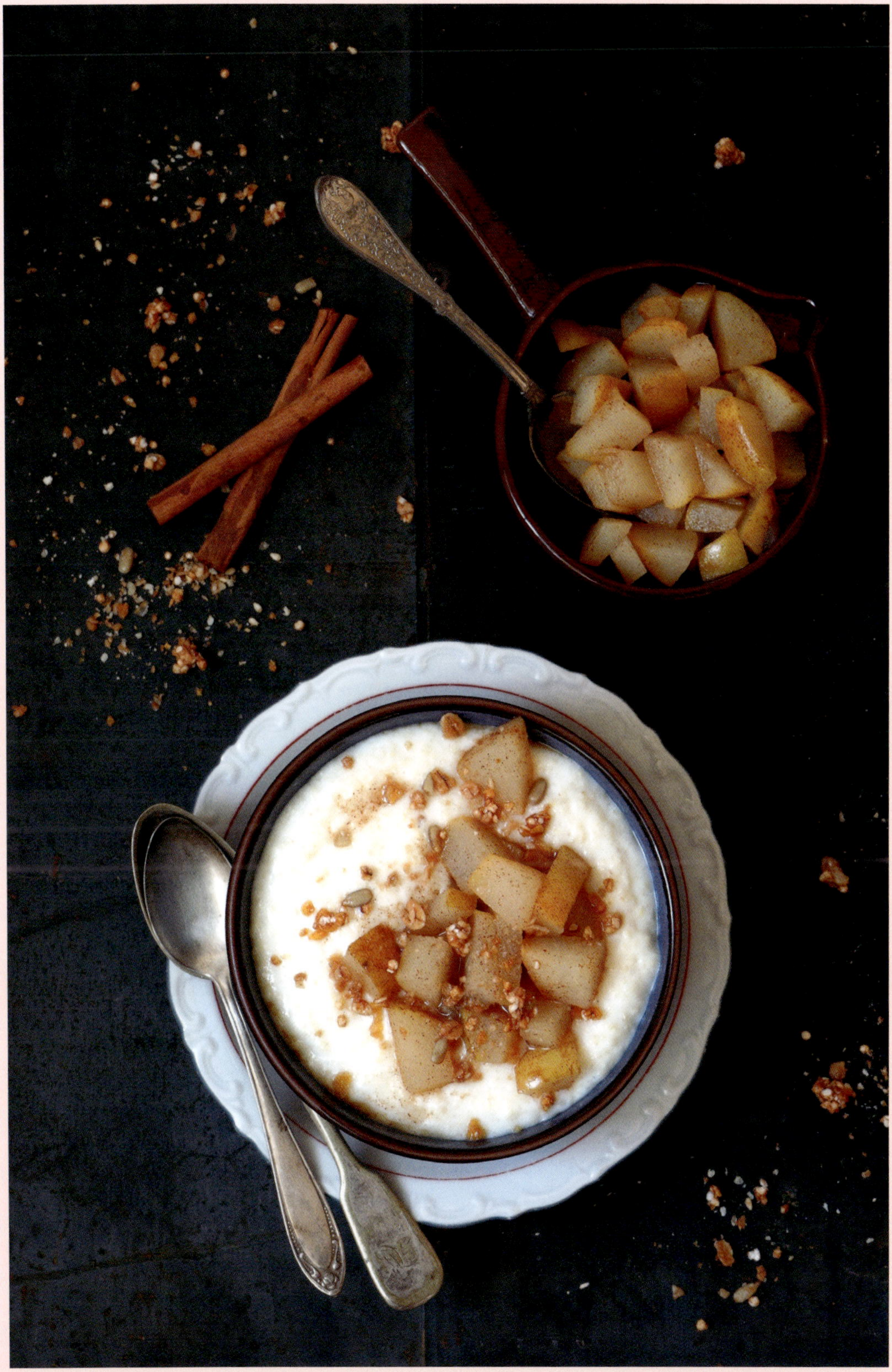

Frittata mit Spinat und Pilzen

PRO PORTION: 308 KCAL / 15,64 G E / 25,23 G F / 2,49 G KH / 4,11 G BAL

Für 2 Portionen

150 g Blattspinat, frisch oder TK
150 g Champignons oder andere Pilze nach Belieben
4 Eier
2 EL Mineralwasser mit Kohlensäure
2 EL Schlagsahne, Mandel Cuisine oder Frischkäse
Salz, Pfeffer
25 g Weidebutter

1. Tiefgekühlten Spinat auftauen lassen. Frischen Spinat waschen, verlesen und abtropfen lassen.
2. Die Champignons mit Küchenpapier abreiben, putzen und in Scheiben schneiden.
3. Die Eier mit Mineralwasser, Schlagsahne, Salz und Pfeffer in eine Schüssel geben und mit dem Schneebesen verquirlen.
4. Weidebutter in einer beschichteten Pfanne erhitzen und die Champignons darin anbraten. Aufgetauten Spinat einrühren. Frischen Spinat tropfnass dazugeben und zugedeckt dämpfen, bis er zusammengefallen ist.
5. Die Eiermasse darüberschütten und die Frittata bei milder Hitze stocken lassen. Sofort servieren.

INFO

Eier enthalten hochwertiges Protein, wichtige Nährstoffe wie Vitamin A, B-Vitamine und Carotinoide. Sie sind ein vollwertiges und gesundes Lebensmittel. 5–7 Eier pro Woche sind – gerade in Bio-Qualität – unbedenklich.

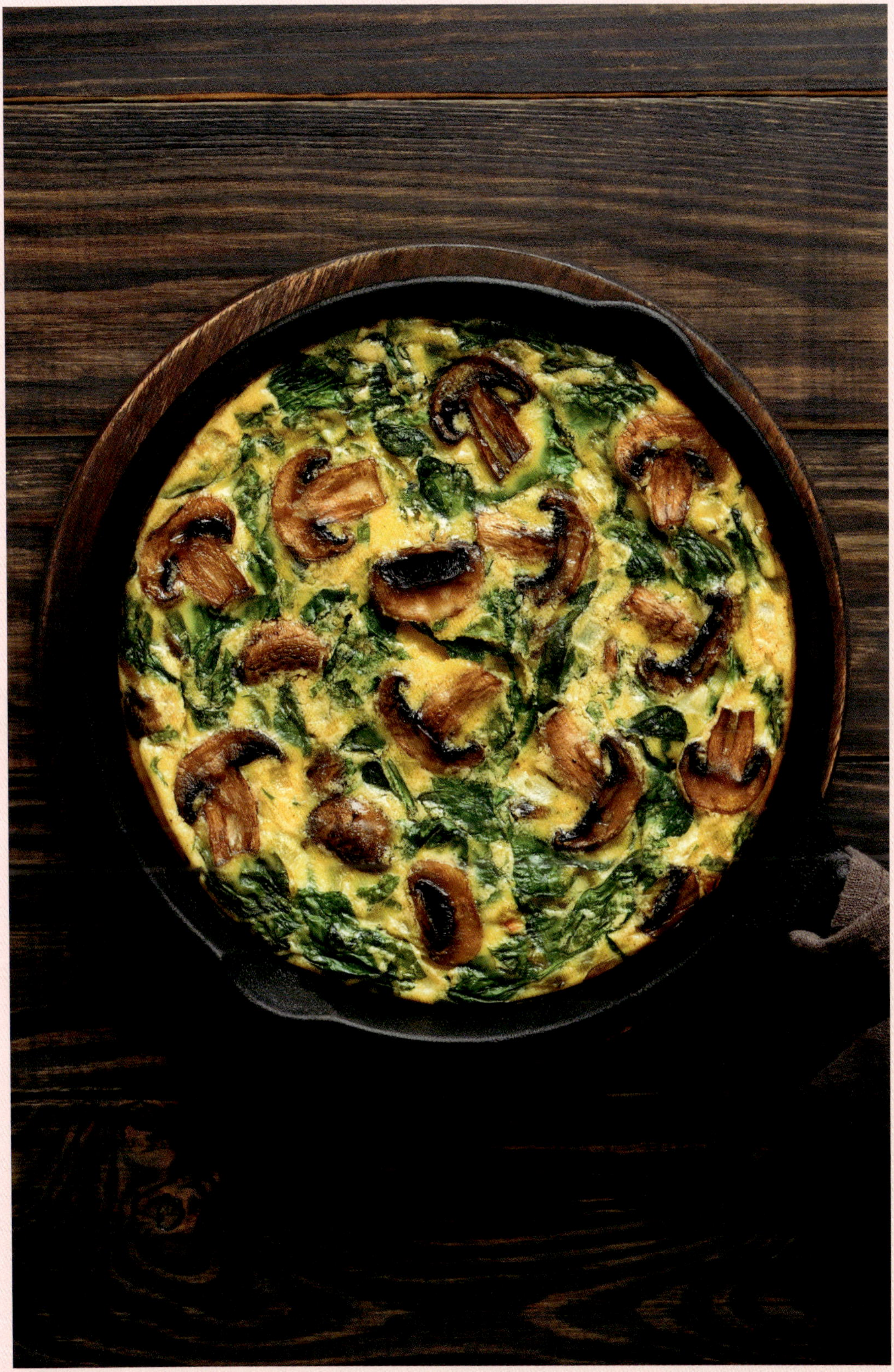

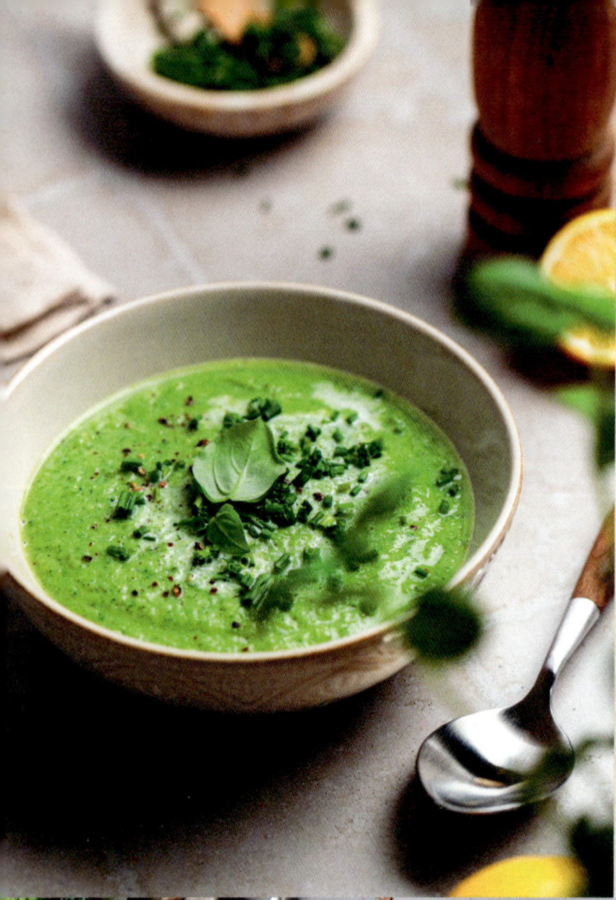
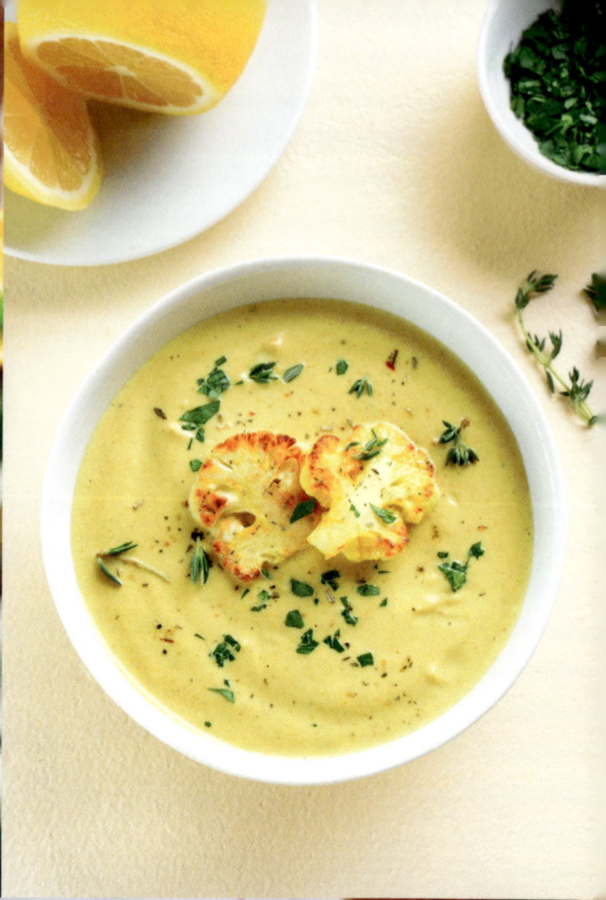
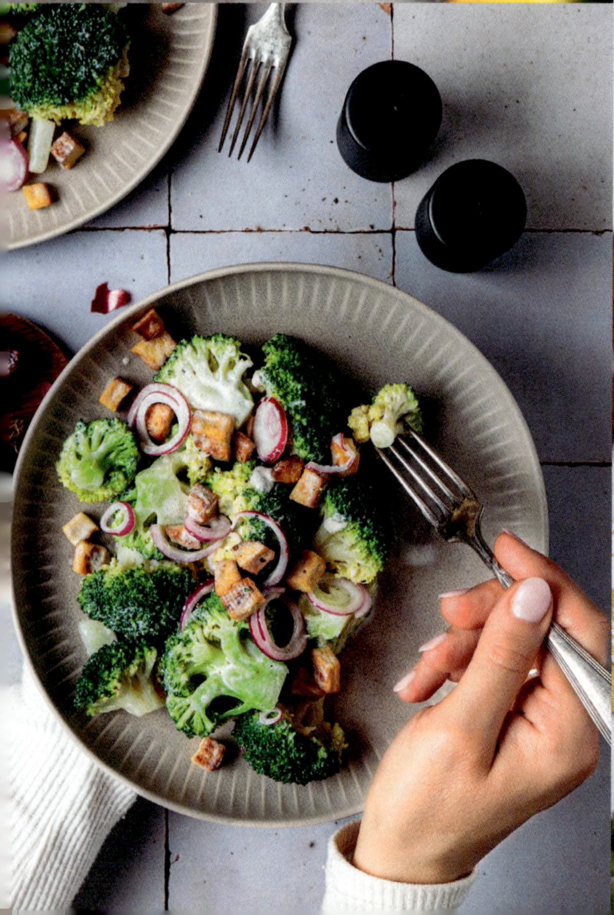
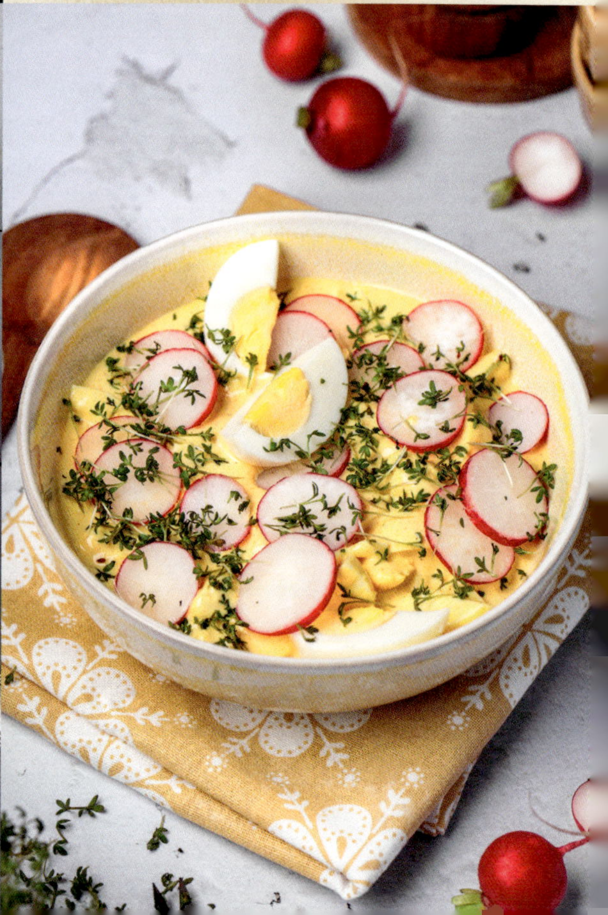

SALATE UND SUPPEN

Rettich-Salat mit Kräuterseitlingen

PRO PORTION: 238 KCAL / 7,17 G E / 17,75 G F / 9,73 G KH / 5,04 G BAL

Für 2 Portionen

2 EL Apfelessig
1 EL kalt gepresstes Olivenöl
Salz, Pfeffer
1 rote Chilischote nach Belieben
1 weiße Zwiebel
roter oder weißer Rettich (ca. 200 g vorbereitet gewogen)
50 g Cocktailtomaten
200 g Kräuterseitlinge
20 g Weidebutter
1 Stängel Petersilie oder 1 EL Schnittlauch in Röllchen
1 TL Sesamsaat

1. Aus Apfelessig, Olivenöl, Salz und Pfeffer mit dem Schneebesen in einer Salatschüssel ein Dressing rühren.
2. Die Chilischote – wenn verwendet – waschen, längs aufschlitzen, Kerngehäuse entfernen und das Fruchtfleisch klein würfeln. Die Zwiebel abziehen und in feine Ringe schneiden. Rettich putzen, waschen, längs halbieren und in Scheiben schneiden. Alles mit dem Dressing vermischen.
3. Die Tomaten waschen und halbieren. Zum Salat geben und behutsam unterheben.
4. Kräuterseitlinge, wenn erforderlich, putzen und mit Küchenpapier abreiben. Pilze längs halbieren oder in Scheiben schneiden. In einer geräumigen beschichteten Pfanne die Weidebutter erhitzen und die Pilze darin unter mehrmaligem Wenden goldgelb braten.
5. Petersilie waschen, mit Küchenpapier trocken tupfen, die Blätter vom Stängel zupfen und hacken.
6. Salat auf 2 Teller verteilen, die Pilze daneben anrichten und das Ganze mit Sesam und Petersilie bestreuen.

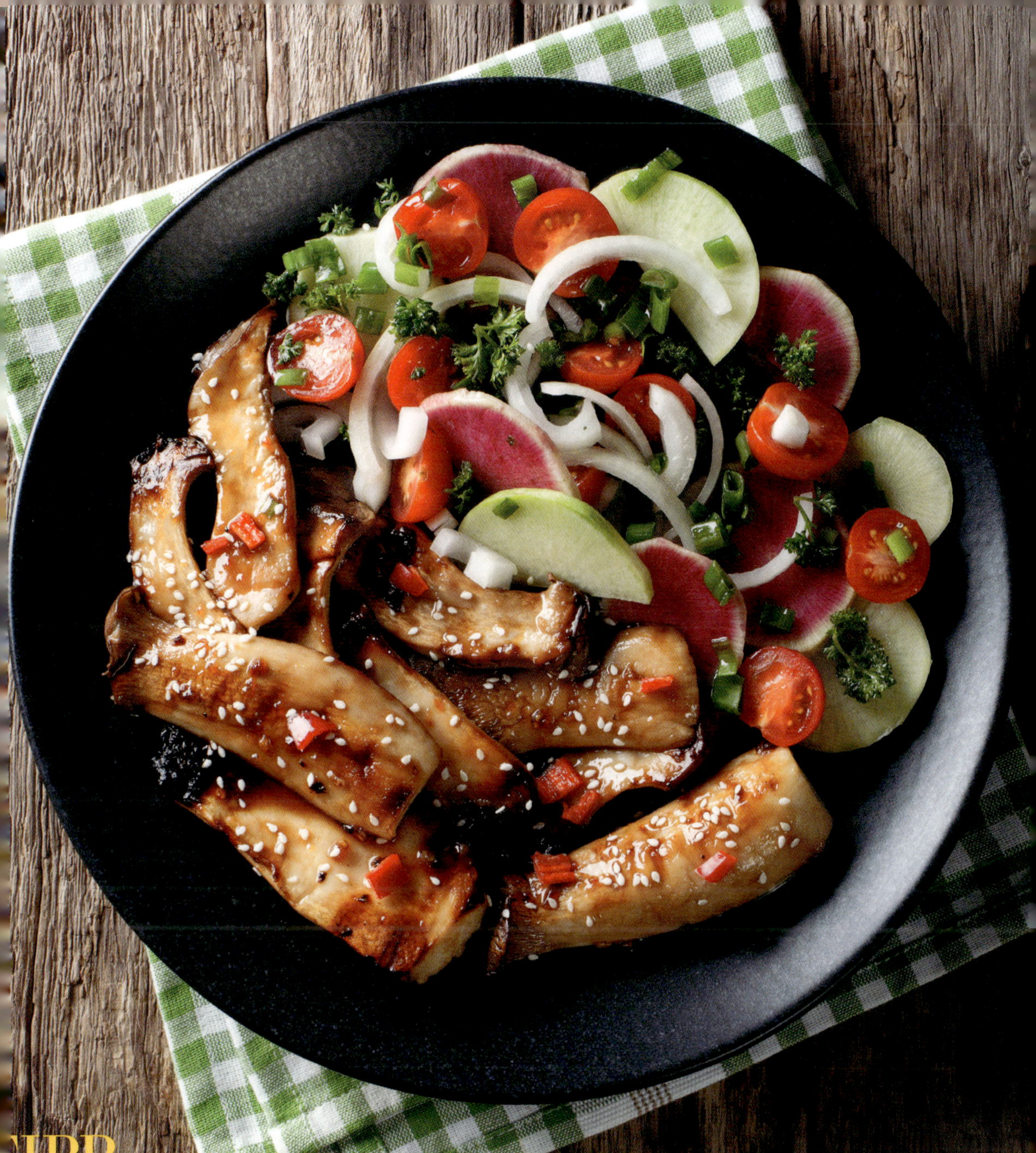

TIPP

Pilze sind sehr proteinreich, aber kalorienarm, enthalten jedoch viele wichtige Vitamine (besonders B-Vitamine und Vitamin D) und Mineralstoffe (Kalium, Selen, Kupfer). Greifen Sie lieber zu Zuchtpilzen, statt selbst zu sammeln. Wildpilze reichern Schwermetalle an und können eine angegriffene Gesundheit schädigen. Die WHO empfiehlt, von diesen höchstens 250 g pro Woche zu essen.

Bunter Salat mit Früchten und Schafskäse

PRO PORTION: 357 KCAL / 16,07 G E / 27,44 G F / 9,98 G KH / 4,18 G BAL

Für 2 Portionen

75 g Radicchio
75 g Rucola
75 g Heidelbeeren, frisch oder TK
1 Nektarine
2 EL Apfel- oder Himbeeressig
2 EL kalt gepresstes Olivenöl
Salz, Pfeffer
100 g Schafskäse
40 g Prosciutto

1. Radicchio waschen und in Blätter teilen. Rucola waschen, verlesen und eventuell harte Stiele entfernen. Heidelbeeren waschen und verlesen bzw. auftauen lassen. Alles gut abtropfen lassen. Die Nektarine waschen, entkernen und in feine Spalten schneiden.
2. Aus Essig, Öl, Salz und Pfeffer in einer Salatschüssel mit dem Schneebesen ein cremiges Dressing rühren. Radicchio und Rucola zugeben und gut mit dem Dressing vermischen.
3. Den Schafskäse in Würfel schneiden und mit den Heidelbeeren und Nektarinenspalten unterheben.
4. Salat auf 2 Teller verteilen. Die Prosciuttoscheiben quer halbieren, zu Tütchen drehen und diese auf den Salat legen.

INFO

Bitterstoffe sind in vielen Pflanzen zum Schutz vor Fraßfeinden enthalten. Im Grund schützen sich die Pflanzen dadurch auch vor uns, denn Bitteres zu essen ist nicht jedermanns Sache.

Chicorée, Radicchio, Rucola, Grapefruit, Brokkoli, Grünkohl und andere Kohlsorten sind gerade wegen ihrer Bitterstoffe starke Fatburner. Für die Gallenblase sind Bitterstoffe lebenswichtig, da sie sonst keine Gallenflüssigkeit bilden kann. Zu wenig Bitterstoffe in der Ernährung führt zu Verdauungsproblemen und schwächt den Stoffwechsel.

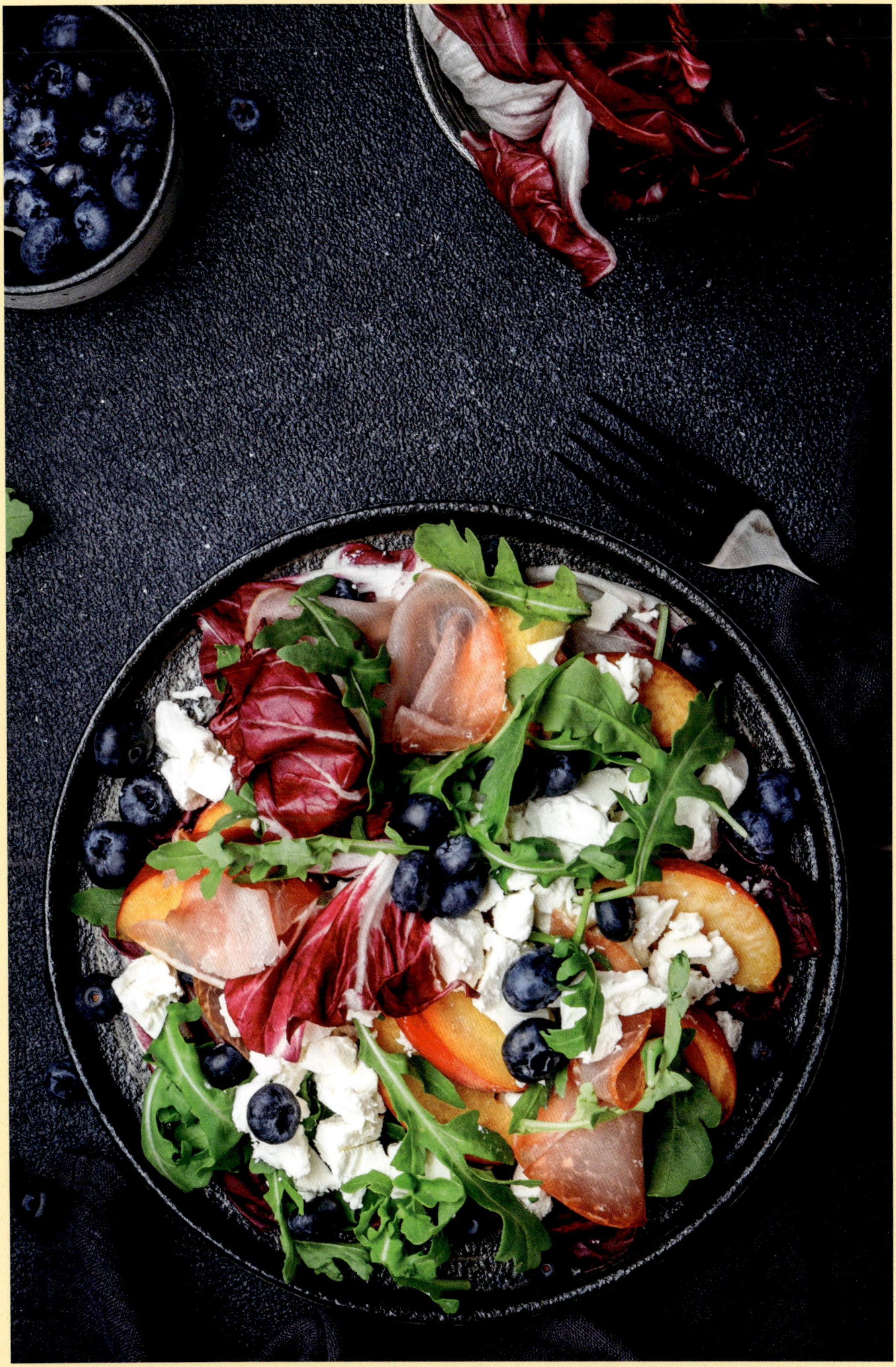

Sommersalat
mit Wassermelone und Gurke

PRO PORTION: 232 KCAL / 7,86 G E / 17,63 G F / 9,95 G KH / 1,16 G BAL

Für 2 Portionen

170 g Wassermelone
½ Salatgurke (ca. 250 g)
2 EL kalt gepresstes Oliven- oder Nussöl
2 EL Apfel- oder Himbeeressig
Salz, Pfeffer
100 g Hüttenkäse
1 Stängel frische Minze

1. Das Stück Wassermelone schälen, entkernen und das Fruchtfleisch in Würfel schneiden. Die Gurke heiß waschen (die Schale wird mitverwendet), längs halbieren, die Kerne mit einem Löffel herausschaben und das Fruchtfleisch ebenfalls würfeln.
2. Aus Öl, Essig, Salz und Pfeffer in einer Salatschüssel mit dem Schneebesen ein cremiges Dressing rühren und Wassermelone sowie Gurkenwürfel gut damit vermischen.
3. Hüttenkäse löffelweise über den Salat geben und locker unterheben.
4. Die Minze waschen, mit Küchenpapier trocken tupfen, die Blätter vom Stängel zupfen und nach Belieben in Streifen schneiden oder hacken. Über den Salat streuen.

INFO

Wassermelone besteht zu 95 Prozent aus Wasser, was sie extrem kalorienarm macht (ca. 30 kcal / 100 g). Dennoch enthält sie wichtige Nährstoffe, wie Vitamin A, Kalium und den Pflanzenfarbstoff Lycopin, welcher das Immunsystem stärkt und Entzündungen hemmt. Auch die oft weggezüchteten Kerne können mitgegessen werden. Sie enthalten unter anderem Calcium, Magnesium und Bitterstoffe.

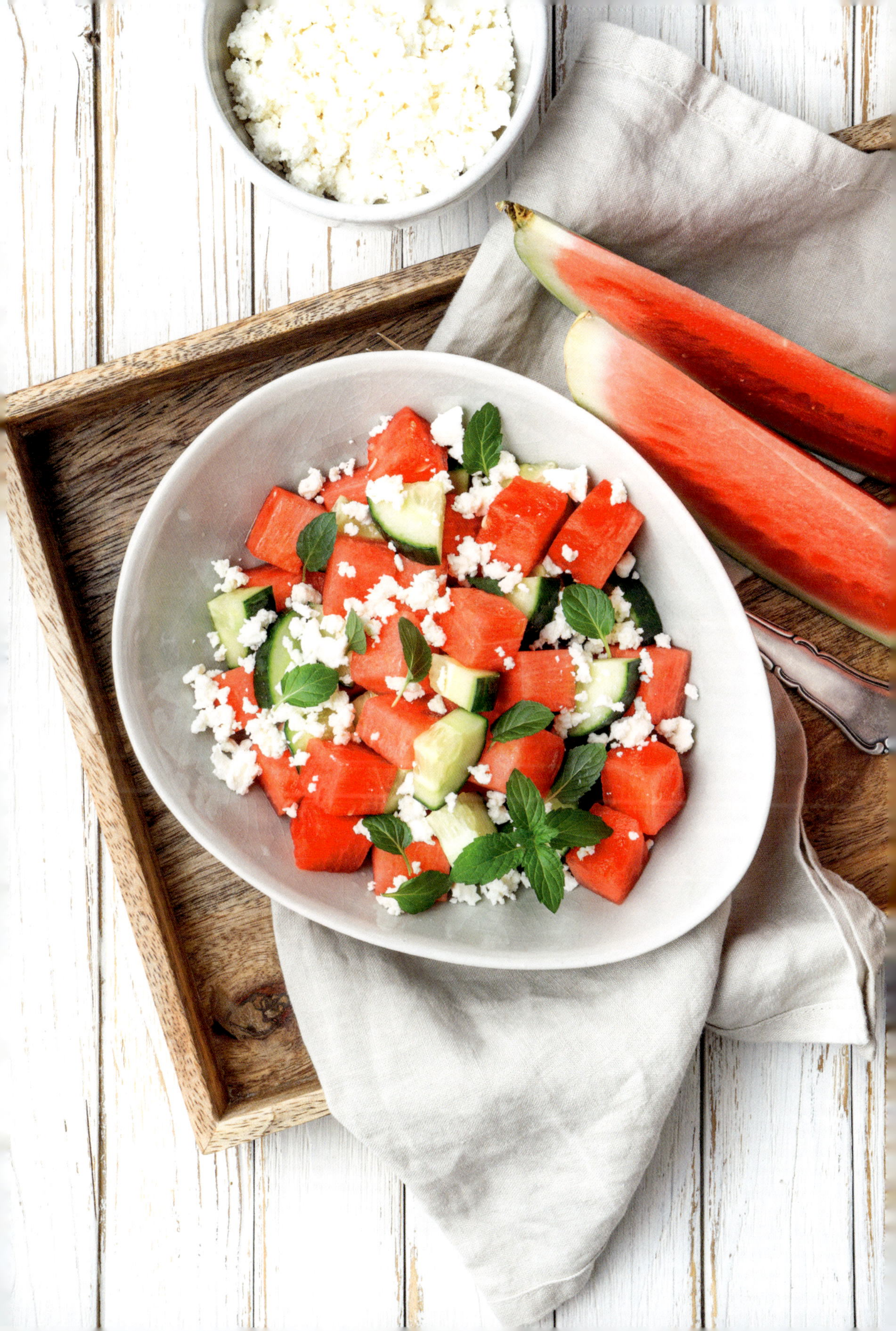

Harzer Käse »Caprese«

PRO PORTION: 291 KCAL / 31,54 G E / 15,82 G F / 4,92 G KH / 1,43 G BAL

Für 2 Portionen

2 EL kalt gepresstes Olivenöl
4 EL Apfelessig
Salz, Pfeffer
200 g Harzer Käse
300 g Tomaten
4 Stängel Basilikum

1. Olivenöl, Essig, Salz und Pfeffer in einer Salatschüssel mit dem Schneebesen zu einem cremigen Dressing rühren.
2. Den Käse längs in schmale Scheiben schneiden, unter das Dressing mischen und etwas ziehen lassen.
3. In der Zwischenzeit die Tomaten waschen, halbieren, die Stielansätze herausschneiden und das Fruchtfleisch in Scheiben oder Spalten schneiden. Das Basilikum waschen, mit Küchenpapier trocken tupfen und die Blätter von den Stängeln zupfen.
4. Harzer Käse, Tomaten und Basilikumblätter auf 2 Tellern kreisförmig anrichten und mit dem Dressing beträufeln.

INFO

Harzer Käse enthält besonders viele Proteine (ca. 30 g / 100 g) und so gut wie kein Fett – im Gegensatz zum Original-Caprese mit Mozzarella. Ideal also für alle, die sich proteinreich ernähren oder abnehmen wollen. B-Vitamine und Mineralstoffe (Calcium, Kalium, Eisen) geben zusätzlich einen Gesundheits-Kick.

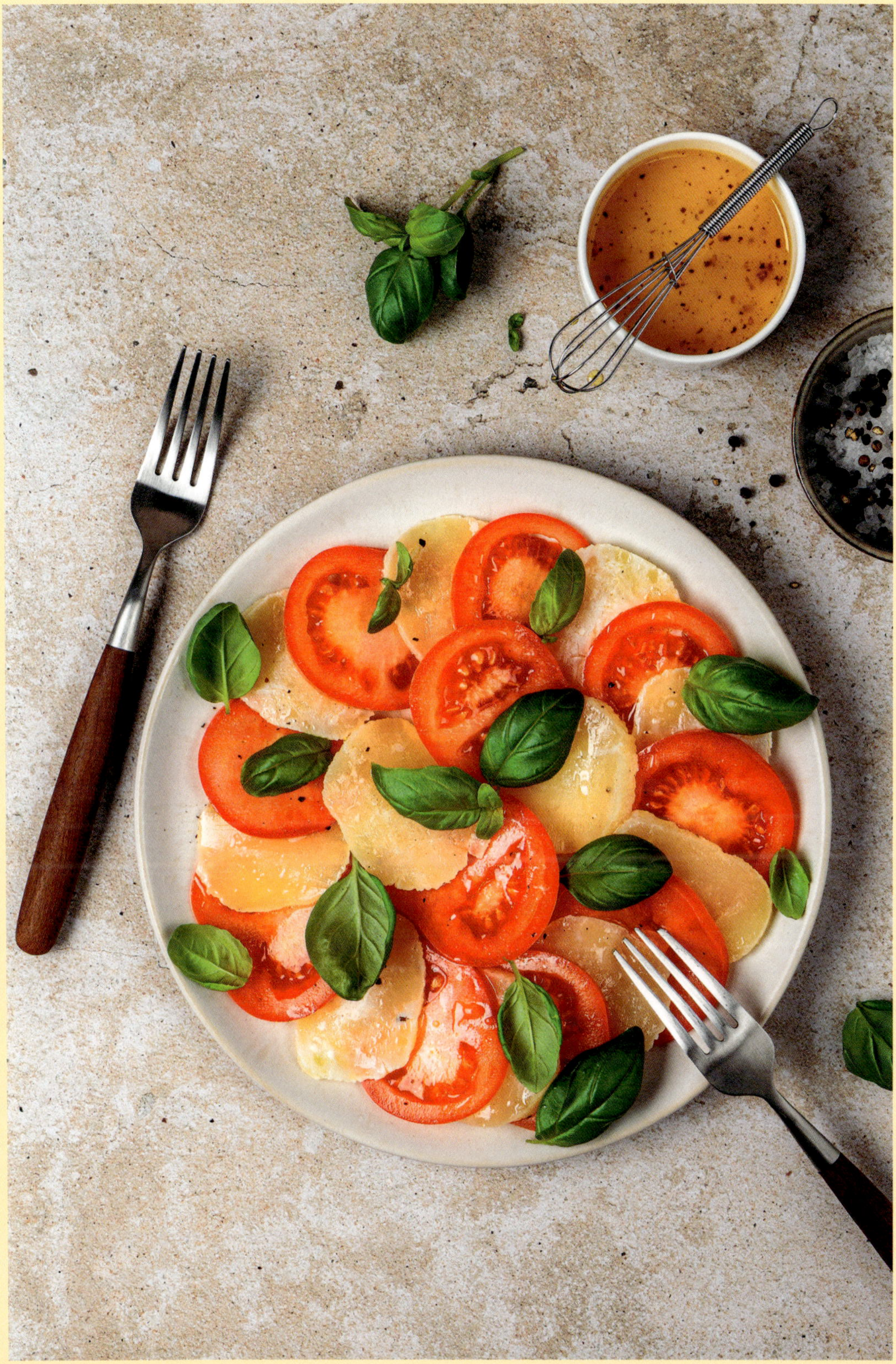

Salat mit Hähnchenbrust, Avocado und Spinat

PRO PORTION: 505 KCAL / 27,22 G E / 38,59 G F / 7,71 G KH / 9,03 G BAL

Für 2 Portionen

2 EL kalt gepresstes Olivenöl
2 EL Apfelessig
Salz, Pfeffer
1 kleine rote Zwiebel
100 g Baby-Spinat
1 reife Avocado (ca. 150 g)
200 g Tomaten
1 Knoblauchzehe
250 g Hähnchenbrustfilet
1 EL Sesamsaat

1. Aus 1 EL Olivenöl, Essig, Salz und Pfeffer in einer Salatschüssel mit dem Schneebesen ein cremiges Dressing rühren.
2. Die Zwiebel abziehen, in feine Ringe schneiden und mit dem Dressing vermischen. Den Spinat waschen, verlesen und gut abtropfen lassen.
3. Die Avocado längs halbieren, den Kern entfernen und das Fruchtfleisch mit einem Löffel aus der Schale heben. Längs oder quer in Scheiben schneiden. Die Tomaten waschen und in Spalten schneiden.
4. Die Knoblauchzehe schälen und durch eine Knoblauchpresse drücken. Das Hähnchenfleisch – wenn erforderlich – behutsam plattieren, mit Knoblauch bestreichen und mit Salz und Pfeffer würzen.
5. Das restliche Öl in einer beschichteten Pfanne erhitzen und das Hähnchenfilet darin von beiden Seiten goldbraun braten.
6. In der Zwischenzeit Spinat, Avocado und Tomaten mit dem Dressing in der Salatschüssel vermischen und Salat auf 2 Teller verteilen.
7. Das Hähnchenbrustfilet in Streifen schneiden, auf den Salat legen und mit Sesamsaat bestreuen.

INFO

Rote Zwiebeln sind reich an Anthocyanen, dem dunklen Pflanzenfarbstoff, der freie Radikale reduziert und zusammen mit dem Flavonoid Quercetin Entzündungen hemmt. Damit haben sie den weißen und gelben Zwiebeln viel voraus. Allen Zwiebeln gemeinsam sind die Schwefelverbindungen, die den Blutdruck und das LDL-Cholesterin senken, sowie der Ballaststoff Inulin, der für Ihre Darmgesundheit wichtig ist.

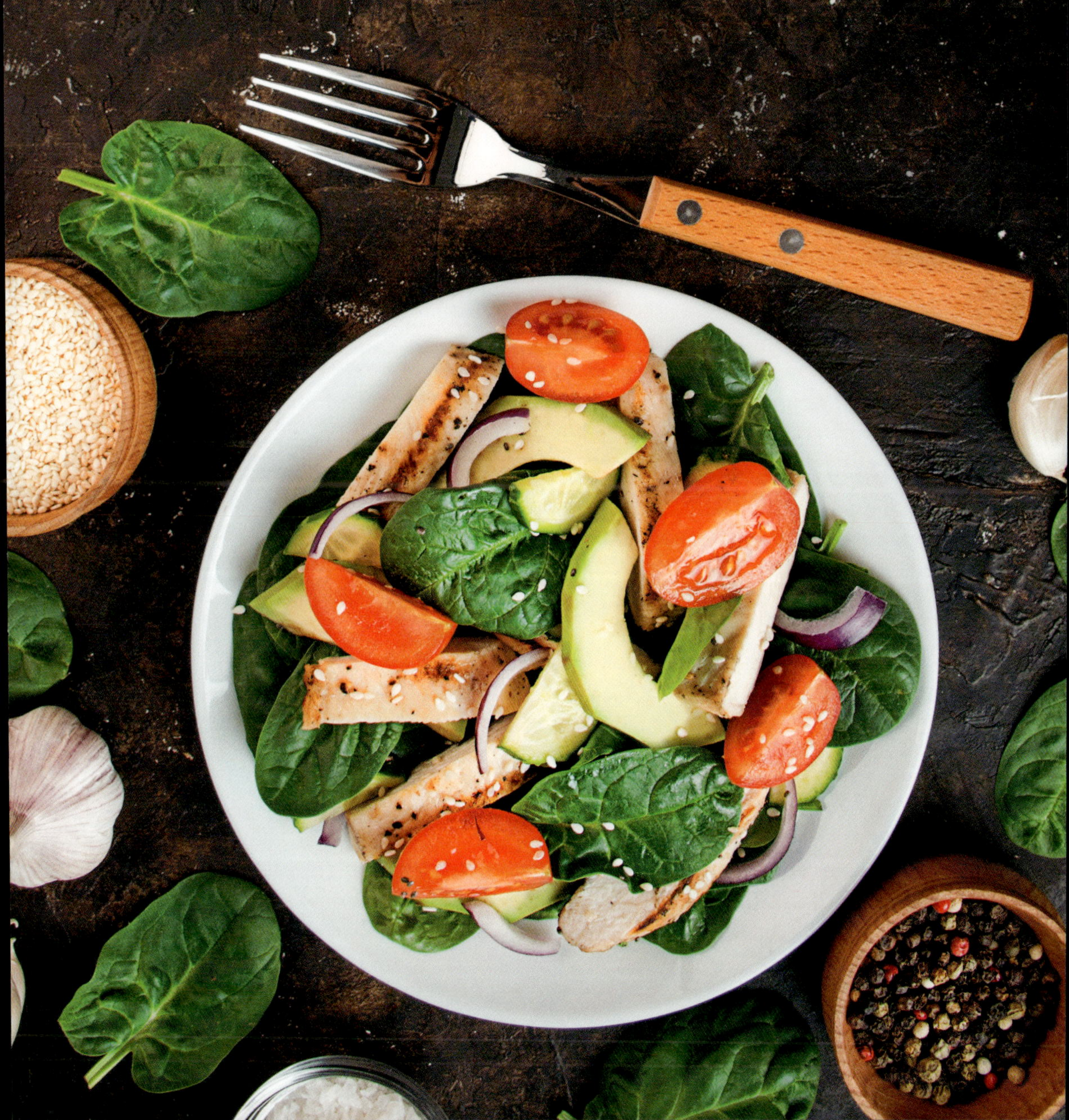

Griechischer Salat

PRO PORTION: 436 KCAL / 19,75 G E / 35,74 G F / 7,24 G KH / 3,39 G BAL

Für 2 Portionen

100 g grüner Kopfsalat, Endivien- oder Eisbergsalat
250 g Salatgurke
200 g Tomaten
150 g Schafskäse
50 g schwarze, entsteinte Oliven
1 EL kalt gepresstes Olivenöl
3 EL Apfelessig
Salz, Pfeffer
1 TL getrockneter Oregano oder Majoran

1. Den Kopfsalat in Blätter teilen, waschen, gut abtropfen lassen und in breite Streifen schneiden. Die Salatgurke waschen, längs halbieren und die Kerne mit einem Löffel herausschaben. Die Hälften nochmals längs halbieren und die Viertel in Scheiben schneiden.
2. Die Tomaten waschen und in Spalten schneiden. Den Schafskäse in etwa 1 cm große Würfel schneiden. Alle vorbereiteten Zutaten mit den Oliven in einer Salatschüssel behutsam vermischen.
3. In einem Glas das Olivenöl mit Apfelessig, Salz, Pfeffer und Oregano verquirlen. Dressing über den Salat gießen, alles gut vermischen und Salat etwas durchziehen lassen.

INFO

Schafskäse ist reich an Proteinen und hat so gut wie keine Kohlenhydrate. Er ist daher gut geeignet für die ketogene und die Low-Carb-Ernährung. Schafsmilch gehört mit 5,5 Prozent Proteinen zu den eiweißreichsten Milchsorten.

Feta darf Schafskäse nur dann heißen, wenn er vom griechischen Festland oder aus der Präfektur Lesbos stammt. Alle anderen Salzlakenkäse werden unter der Bezeichnung Hirtenkäse, Balkankäse oder Schafskäse (manchmal auch mit Ziegenkäse vermischt) angeboten. Achten Sie bei allen Sorten auf Bio-Qualität.

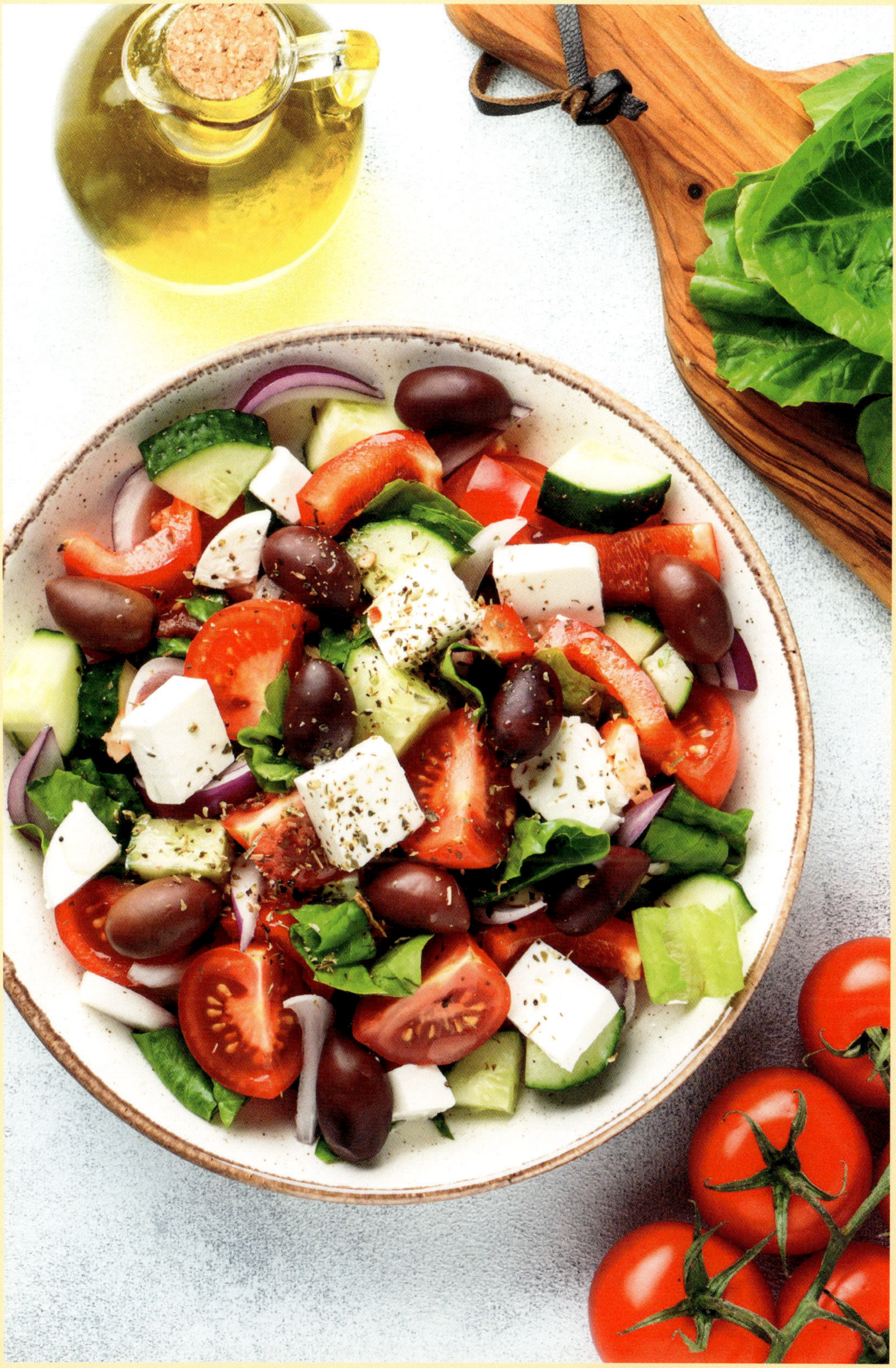

Brokkoli-Salat mit Räuchertofu

PRO PORTION: 332 KCAL / 18,02 G E / 22,78 G F / 9,88 G KH / 7,48 G BAL

Für 2 Portionen

1 Staude Brokkoli (ca. 400 g)
300 ml Wasser
2 EL kalt gepresstes Oliven- oder Walnussöl
3 EL Apfelessig
Salz, Pfeffer
100 g Naturjoghurt
1 kleine rote Zwiebel
100 g Räuchertofu

1. Den Brokkoli waschen und in mundgerechte Röschen teilen. Den Stiel schälen und in kleine Würfel schneiden. Wasser in einen geeigneten Topf geben, einen Dampfgareinsatz einhängen und die Brokkoliwürfel und -röschen darin verteilen. Den Brokkoli zugedeckt in 12–15 Minuten weich dämpfen und anschließend abkühlen lassen.
2. Aus 1 EL Olivenöl, Essig, Salz, Pfeffer und Joghurt in einer Salatschüssel mit dem Schneebesen ein Dressing rühren. Die Zwiebel abziehen, in feine Ringe schneiden und mit dem Dressing vermischen.
3. Den Räuchertofu in Würfel schneiden. Das restliche Öl in einer kleinen beschichteten Pfanne erhitzen und den Tofu darin unter Rühren von allen Seiten knusprig braten. Etwas abkühlen lassen.
4. Brokkoli und gebratenen Tofu in die Salatschüssel geben, alles behutsam vermischen, mit Salz und Pfeffer abschmecken und auf 2 Teller verteilen.

TIPP

Wenn Ihnen Tofu nicht so sehr zusagt oder Sie mal etwas deftiger essen wollen, können Sie den Tofu auch durch 100 g gewürfelten Schinkenspeck ersetzen. Die Nährwerte bleiben fast dieselben.

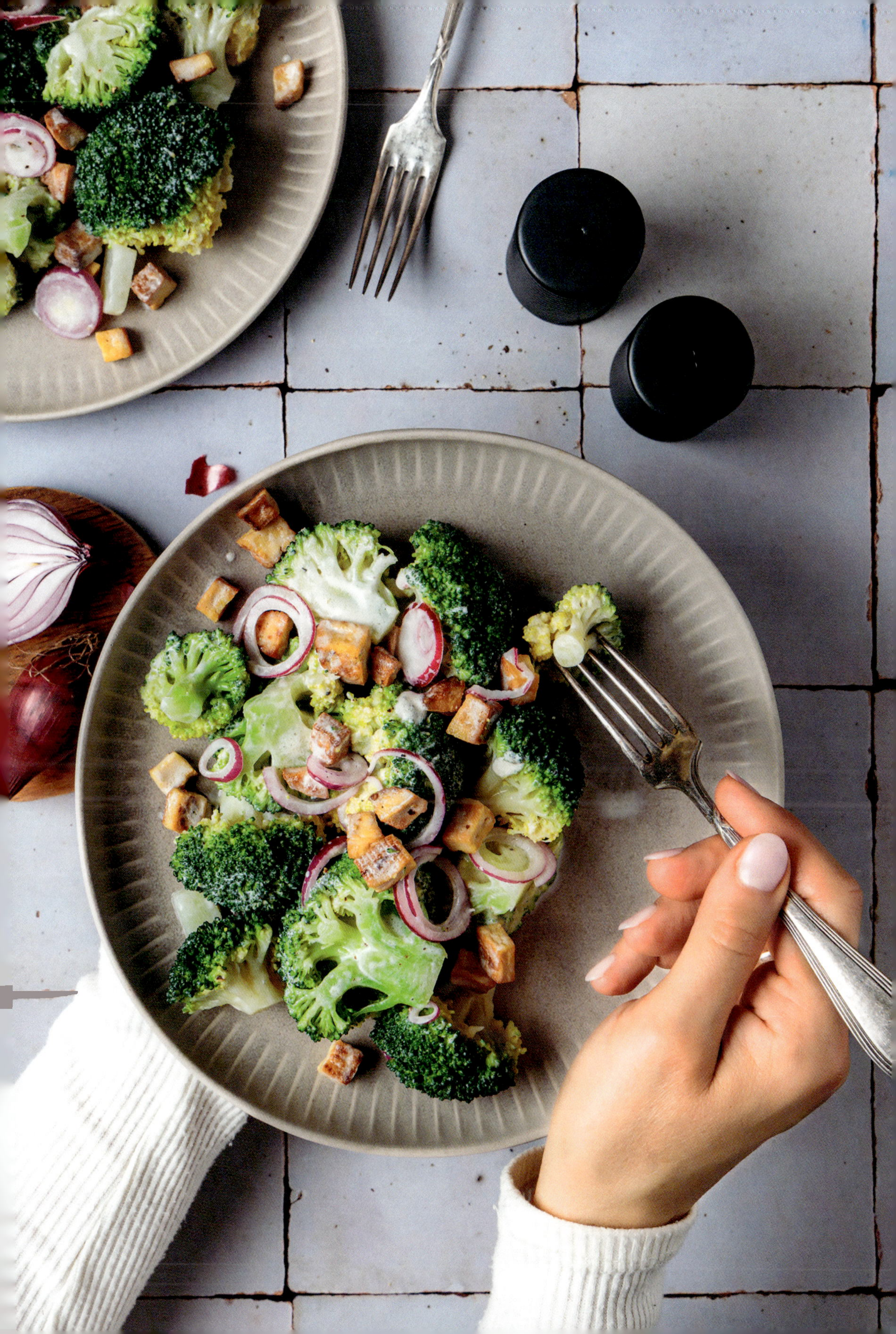

Avocado-Gurken-Salat mit Ei und Edamame

PRO PORTION: 492 KCAL / 16,86 G E / 42,9 G F / 7,81 G KH / 8,52 G BAL

Für 2 Portionen

3 hart gekochte Eier
300 g Salatgurke
1 kleine reife Avocado
70 g geschälte Edamame
2 Stängel glatte Petersilie
½ Zitrone
2 EL Sesam- oder kalt gepresstes Olivenöl
Salz, Pfeffer

1. Die Eier schälen und in Spalten schneiden. Die Gurke heiß waschen und mit der Schale längs in dünne Streifen oder quer in Scheiben schneiden. Die Avocado längs halbieren, den Kern entfernen, das Fruchtfleisch mit einem Löffel aus der Schale heben und in Streifen schneiden.
2. Die Edamame nach Packungsanleitung kochen oder auftauen. Die Petersilie waschen, mit Küchenpapier trocken tupfen, die Blätter von den Stängeln zupfen und hacken.
3. Die Zitrone auspressen. In einer kleinen Schüssel aus Zitronensaft, Öl, Salz und Pfeffer mit dem Schneebesen ein Dressing rühren.
4. Alle vorbereiteten Zutaten in eine Salatschüssel geben, mit dem Dressing begießen und alles behutsam vermischen.

INFO

Edamame sind junge Sojabohnen und gelten als »Superfood«. Sie sind eine wichtige pflanzliche Eiweißquelle, da sie alle neun essenziellen Aminosäuren enthalten. Obwohl sie auch Kohlenhydrate aufweisen, ist ihr glykämischer Index sehr niedrig, was den Blutzuckerspiegel stabil hält. Ihr hoher Ballaststoffgehalt macht lange satt. Sie bekommen Edamame in Asialäden und gut sortierten Supermärkten frisch oder tiefgekühlt. Achtung: Geröstete Edamame sind zwar ein leckerer Snack, sind aber mit viel Salz gewürzt!

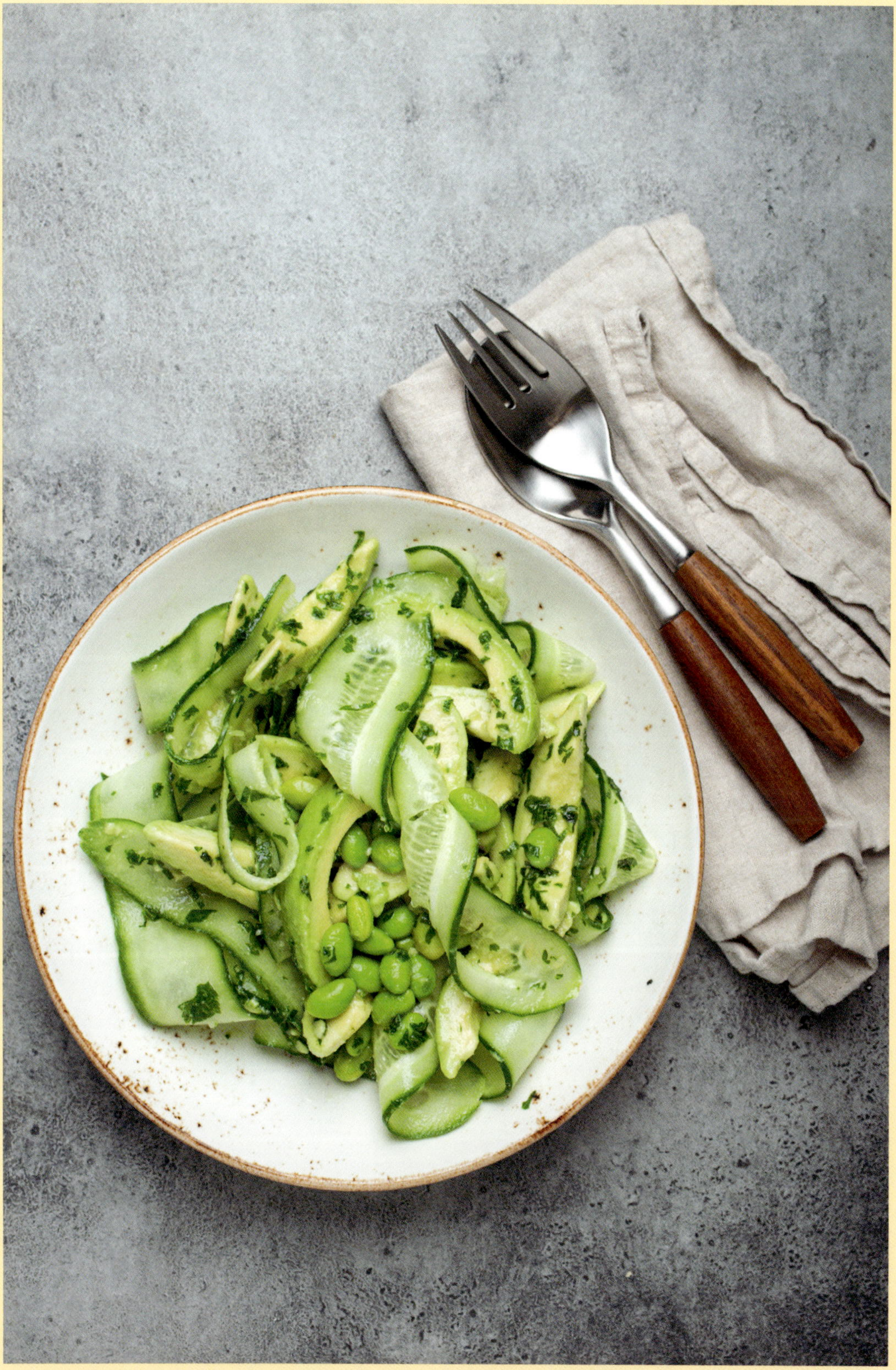

Curry-Eiersalat mit Radieschen

PRO PORTION: 363 KCAL / 11,46 G E / 33,81 G F / 2,90 G KH / 0,79 G BAL

Für 4 Portionen

6 Eier
1 EL Apfel- oder Weißweinessig
1 EL mittelscharfer oder scharfer Senf
Salz
1–2 EL mildes oder scharfes Currypulver
1 TL gemahlene Kurkuma
100 ml kalt gepresstes Rapsöl
100 ml griechischer Joghurt (10 % Fett)
150 g Radieschen (geputzt gewogen)
1 Kästchen Kresse

1. 5 Eier in einen Eierkocher oder einen Topf mit kochendem Wasser geben und in ca. 10 Minuten hart kochen. Mit kaltem Wasser abschrecken und auskühlen lassen.
2. Das restliche ganze Ei in eine Schüssel oder einen Mixer geben, Essig, Senf, Salz, Currypulver und Kurkuma zufügen und alles mixen. (Statt dem Mixer geht auch ein Handrührgerät oder Zauberstab.) Nach und nach in einem feinen Strahl das Öl dazugießen, bis eine sämige Mayonnaise entsteht.
3. Mayonnaise in eine Schüssel umfüllen, den Joghurt unterrühren und die Masse etwas durchziehen lassen.
4. In der Zwischenzeit die Radieschen waschen, putzen und in Scheiben schneiden. Die Kresse waschen, gut trocken schütteln und die Blättchen vom Flies schneiden.
5. Die hart gekochten Eier schälen, in Spalten schneiden und unter die Mayonnaise heben. Eiersalat auf Tellern anrichten und die Radieschen und Kresse darauf verteilen.

TIPP

Sie können Portionen, die nicht gleich gegessen werden, 1–2 Tage im Kühlschrank aufbewahren und statt der Radieschen auch Salatgurke oder Staudensellerie verwenden.

Entzündungshemmende Kurkuma passt auch gut zu Suppen, Smoothies und Gemüsezubereitungen. Geben Sie dafür täglich ½ TL zu den Gerichten.

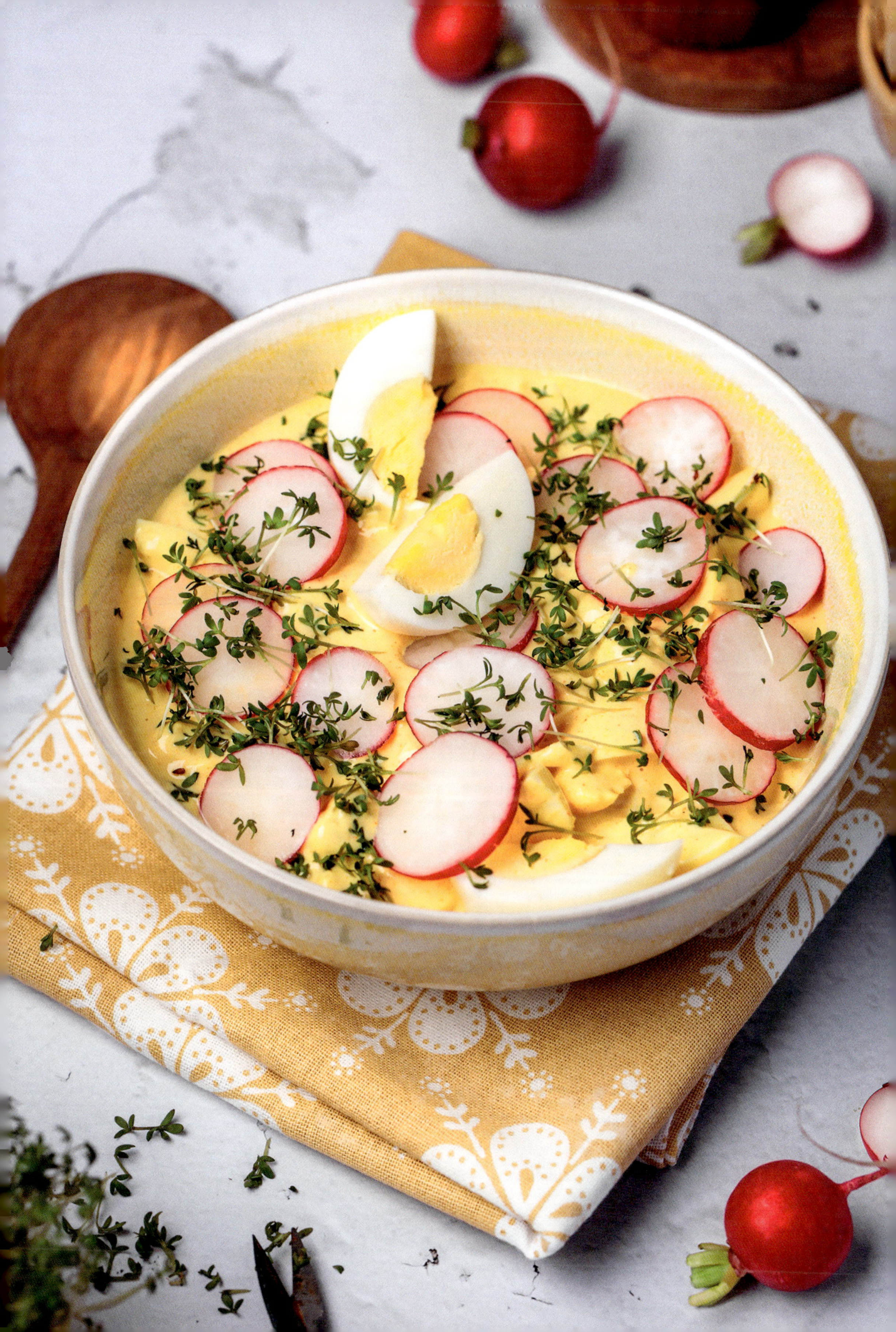

Thunfischsalat

PRO PORTION: 440 KCAL / 31,38 G E / 30,73 G F / 7,75 G KH / 3,63 G BAL

Für 2 Portionen

1 kleine rote Zwiebel
75 g grüner Salat (z. B. Eisberg, Endivien)
250 g Salatgurke
150 g Tomaten
2 EL kalt gepresstes Olivenöl
3 EL Apfelessig
Salz, Pfeffer
1 Dose Thunfisch im eigenen Saft (ca. 150 g Abtropfgewicht)
2 hart gekochte Eier
50 g schwarze, entsteine Oliven

1. Die Zwiebel abziehen und in Ringe schneiden. Den Salat in Blätter teilen, waschen und gut abtropfen lassen. Anschließend in Streifen schneiden.
2. Die Salatgurke heiß waschen, abtrocknen und in Scheiben schneiden. Die Tomaten waschen und in Spalten schneiden.
3. Aus Olivenöl, Apfelessig, Salz und Pfeffer in einer Salatschüssel mit dem Schneebesen ein cremiges Dressing rühren. Die vorbereiteten Zutaten dazugeben und alles gut vermischen.
4. Den Thunfisch aus der Dose in ein Sieb geben und abtropfen lassen. Über dem Salat verteilen.
5. Die Eier schälen und vierteln. Zusammen mit den Oliven auf den Salat legen.

INFO

Thunfisch kann nicht mehr ohne Bedenken gegessen werden. Zum einen sind fast alle Arten bedroht, zum anderen besteht eine Belastung durch das giftige Methylquecksilber, welches sich besonders in großen und älteren Fischen anreichert. Dagegen stehen die gesundheitlichen Vorteile der Omega-3-Fettsäuren, der hohe Proteingehalt sowie ein gewisser Vitamin-D-Gehalt je nach Zubereitung. Die Deutsche Gesellschaft für Ernährung hält 1–2 Fischportionen, egal welche Sorte, pro Woche für akzeptabel in Bezug auf die Nachhaltigkeit. Um sowohl ökologisch als auch gesundheitlich möglichst auf der sichereren Seite zu sein, greifen Sie zu Bio-Fisch und achten bitte auf Gütesiegel.

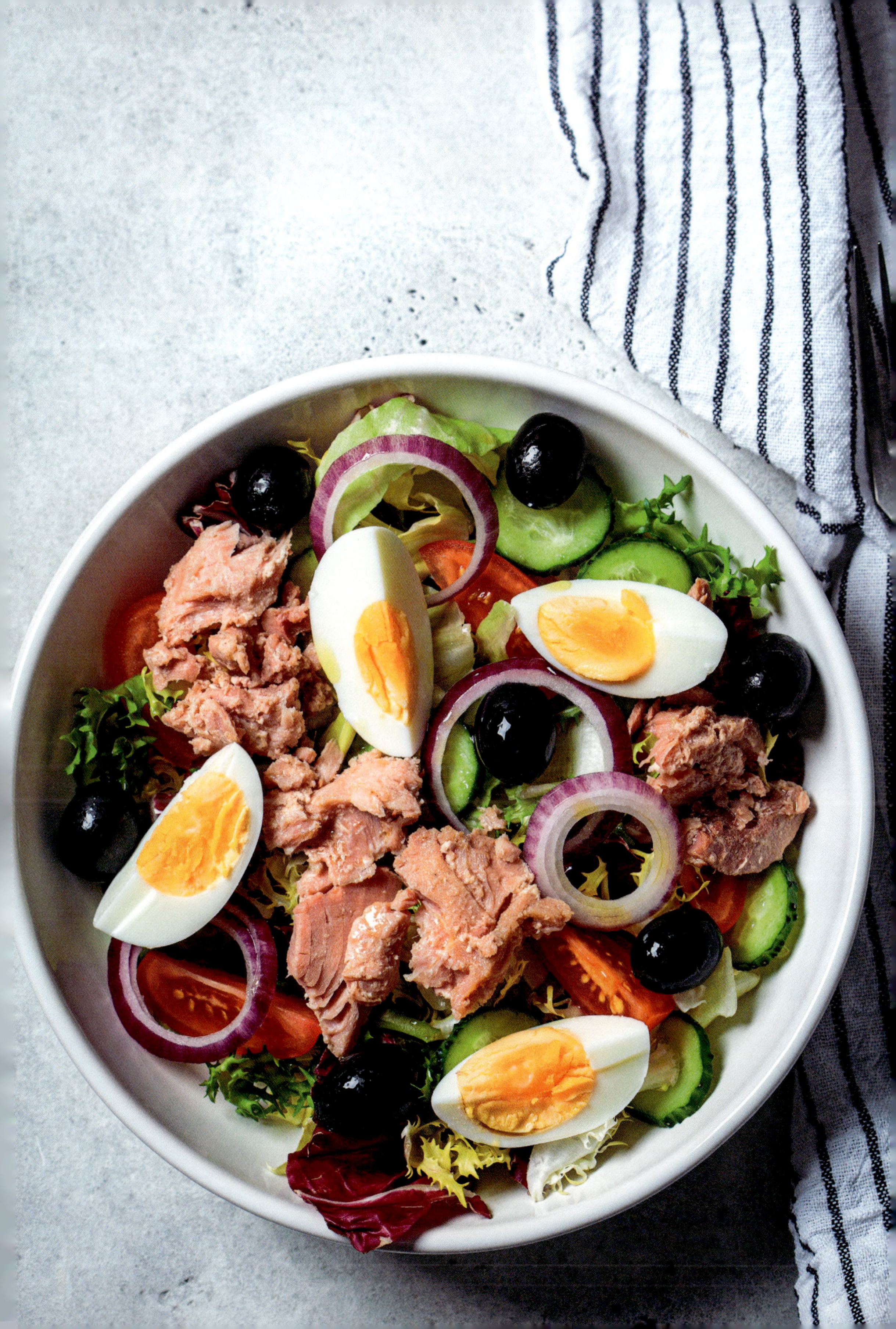

Brokkolisuppe mit Basilikum

PRO PORTION: 120 KCAL / 4,25 G E / 8,52 G F / 4,87 G KH / 3,4 G BAL

Für 4 Portionen

2 Lauchzwiebeln
1 Knoblauchzehe
400 g Brokkoli
20 g Basilikumblätter
1 EL kalt gepresstes Oliven- oder Rapsöl
750 ml Gemüsebrühe
50 ml Schlagsahne
etwas Zitronensaft
Salz, Pfeffer
2 EL Schnittlauch nach Belieben

1. Die Lauchwiebeln putzen, waschen und klein hacken. Die Knoblauchzehe schälen und in Scheiben schneiden. Den Brokkoli waschen, die Röschen abschneiden und die Stiele putzen und würfeln. Die Basilikumblätter waschen, mit Küchenpapier trocken tupfen und einige Blätter zur Dekoration beiseitelegen. Übrige Blätter in Streifen schneiden.
2. Das Öl in einem mittelgroßen Topf erhitzen und Lauchzwiebeln und Knoblauch darin unter Rühren anschwitzen. Die Brokkolistiele dazugeben und mitrösten.
3. Brokkoliköpfe zufügen und die Gemüsebrühe angießen. Suppe aufkochen lassen und Gemüse bei mittlerer Hitze in etwa 10 Minuten weich kochen. Die Basilikumstreifen dazugeben und das Ganze mit einem Pürierstab nach Belieben gröber oder feiner pürieren.
4. Die Sahne einrühren, erwärmen und die Suppe mit Zitronensaft, Salz und Pfeffer abschmecken. Auf 4 Teller verteilen und mit Schnittlauchröllchen bestreuen. Mit den restlichen Basilikumblättern garnieren.

TIPP

Bei der Verwendung von Schlagsahne haben Sie die Möglichkeit, auf kalorienärmere Produkte wie zum Beispiel Frischkäse oder Schmand auszuweichen.

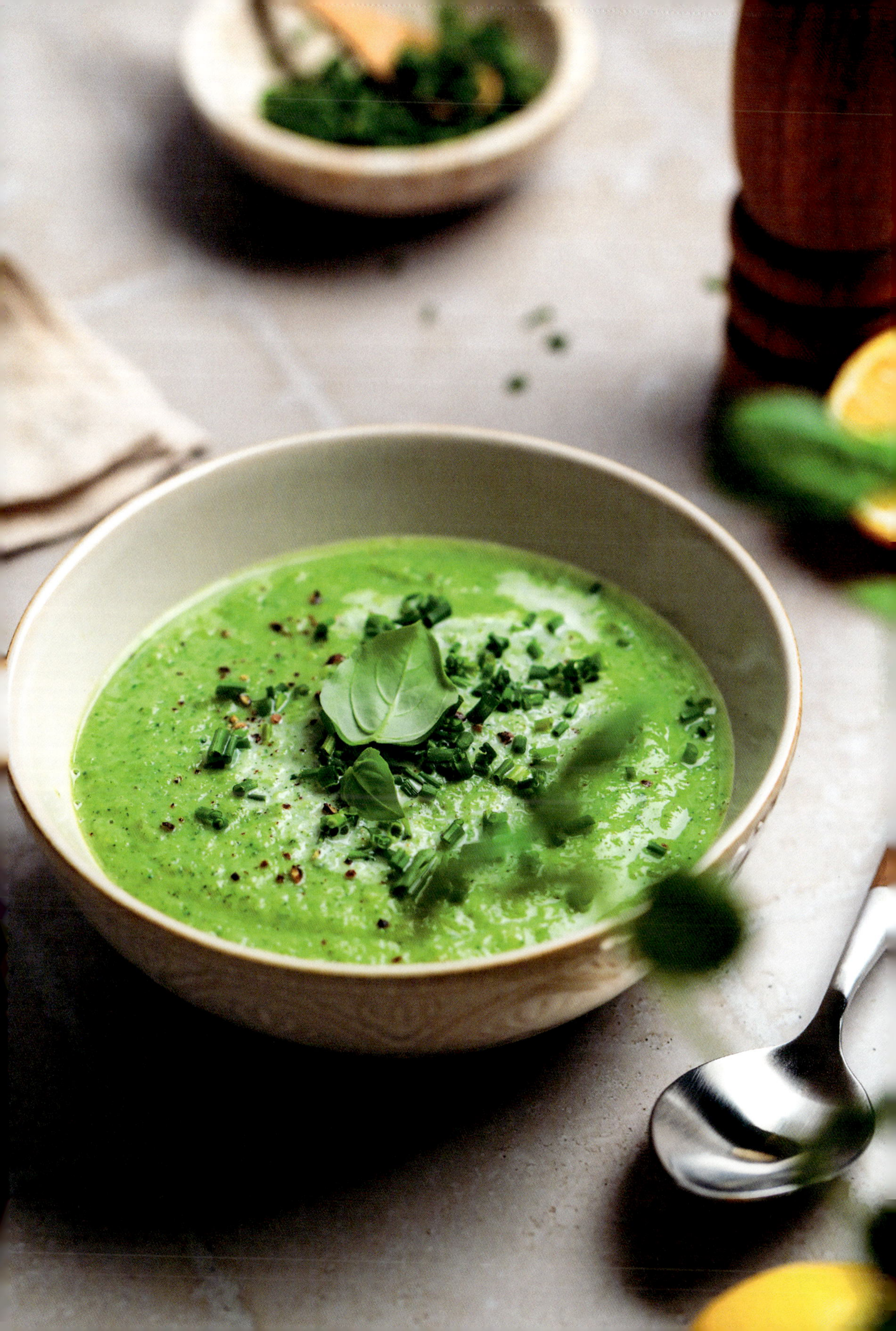

Grünkohlsuppe mit Minze und Kürbiskernen

PRO PORTION: 134 KCAL / 7,12 G E / 8,37 G F / 4,86 G KH / 5,23 G BAL

Für 4 Portionen

400 g Grünkohl, frisch oder TK
2 Lauchzwiebeln
1 EL kalt gepresstes Oliven- oder Rapsöl
750 ml Gemüsebrühe
2 Zweige frische Minze
1 EL scharfer Senf
Salz, Pfeffer
4 EL Mandel Cuisine oder Schlagsahne
4 TL Kürbis- oder Pinienkerne

1. Tiefgekühlten Grünkohl auftauen lassen. Vom frischen Grünkohl die Blätter abtrennen und die harten Mittelachsen entfernen. Die Blätter in Streifen schneiden oder klein zupfen.
2. Die Lauchwiebeln putzen, waschen und klein hacken. Das Öl in einem beschichteten Topf erhitzen und die Zwiebeln darin goldgelb dünsten. Den Kohl dazugeben und unter Rühren ebenfalls etwas anbraten.
3. Die Brühe angießen und alles zugedeckt bei mittlerer Hitze köcheln lassen, bis der Kohl weich ist.
4. Die Minze waschen, mit Küchenpapier trocken tupfen und die Blätter von den Stängeln zupfen. Minze zur Suppe geben und das Ganze mit dem Pürierstab nach Belieben gröber oder feiner pürieren.
5. Die Suppe mit Senf, Salz und Pfeffer pikant abschmecken. Auf 4 Teller verteilen, mit Mandel Cuisine beträufeln und mit den Kürbiskernen bestreuen.

TIPP

Grünkohl schmeckt sehr herb, was nicht jedem zusagt. Mandel Cuisine, Soja Cuisine oder Schlagsahne mildern den Geschmack. Jedoch ist Grünkohl gerade gegen Entzündungen im Körper eine Wohltat. Das kommt von den vielen sekundären Pflanzenstoffen wie Flavonoide, Carotinoide und Glucosinolate, die entzündungshemmend wirken.

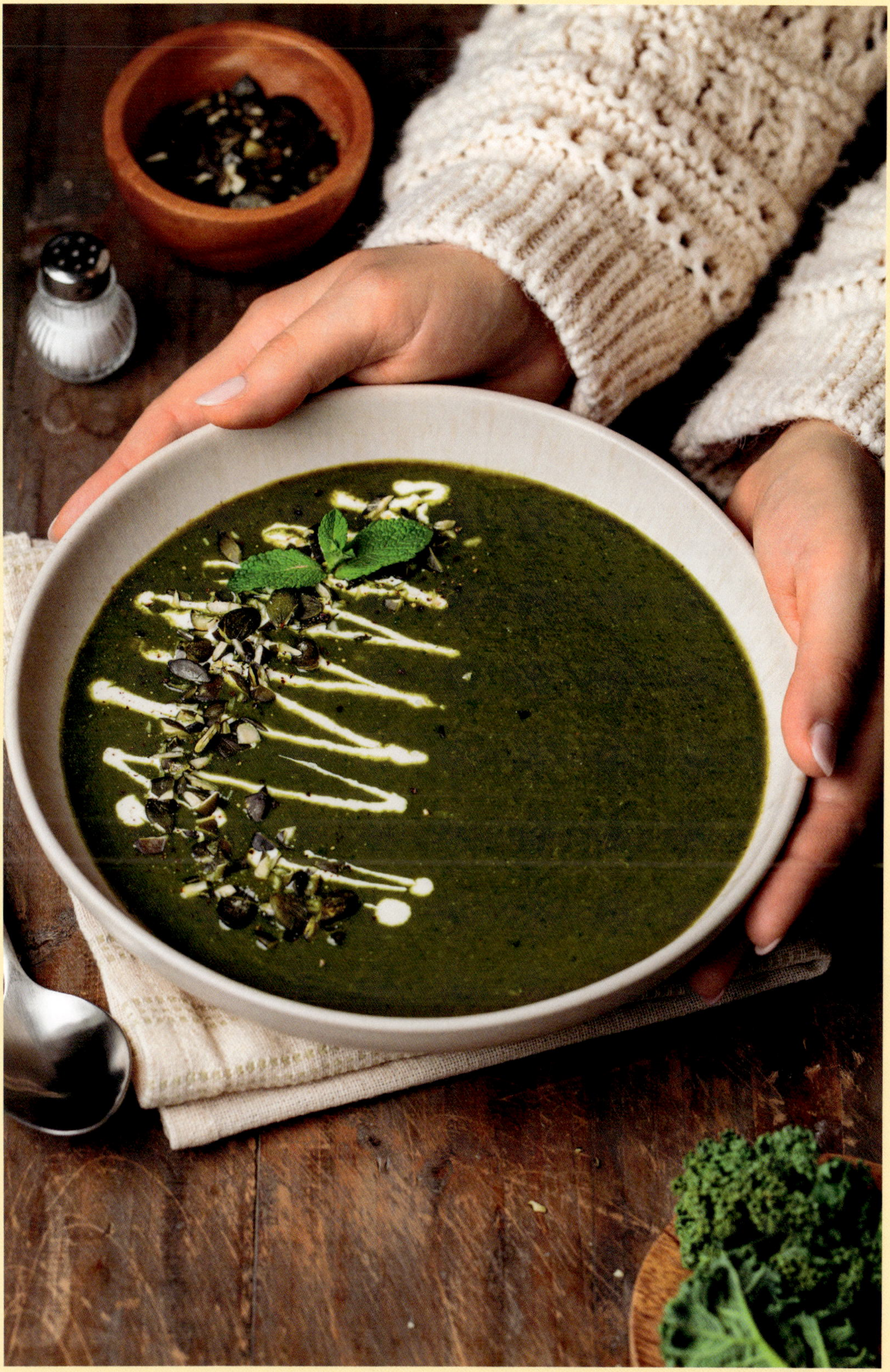

Lauch-Topinambur-Suppe

PRO PORTION: 159 KCAL / 3,93 G E / 10,89 G F/ 6,43 G KH / 9,41 G BAL

Für 2 Portionen

1 große Stange Lauch (ca. 300 g)
250 g Topinambur
1 EL kalt gepresstes Olivenöl
750 ml Gemüsebrühe
2 Stängel glatte Petersilie
75 ml Schlagsahne
Salz, Pfeffer
etwas Zitronensaft und geriebene Muskatnuss nach Belieben

1. Den Lauch putzen, im oberen Bereich längs aufschlitzen, die Blätter auffächern und gründlich waschen. Lauch in Ringe schneiden. Einige helle Ringe sehr fein schneiden und als Garnitur beiseitelegen. Die Topinambur schälen, waschen und würfeln.
2. Das Öl in einem mittelgroßen beschichteten Topf erhitzen und die dunkleren Lauchringe unter Rühren darin 5 Minuten andünsten.
3. Topinambur, restlichen Lauch und Brühe dazugeben und die Suppe zugedeckt 12–15 Minuten bei mittlerer Hitze kochen, bis das Gemüse weich ist.
4. In der Zwischenzeit die Petersilie waschen, trocken schütteln, die Blätter vom Stängel zupfen und hacken.
5. Die Suppe mit einem Pürierstab nach Belieben feiner oder gröber pürieren, die Schlagsahne einrühren, erwärmen und die Suppe mit Salz, Pfeffer, Zitronensaft und Muskatnuss abschmecken.
6. Suppe auf 2 tiefe Teller verteilen, die Lauchringe und Petersilie über die Suppe streuen.

INFO

Topinambur bekommen Sie von Oktober bis Februar auf Wochenmärkten und in gut sortierten Supermärkten. Die kalorienarmen und – verglichen mit Kartoffeln – kohlenhydratarmen Knollen sollten beim Einkauf eine glänzende, glatte Schale haben.

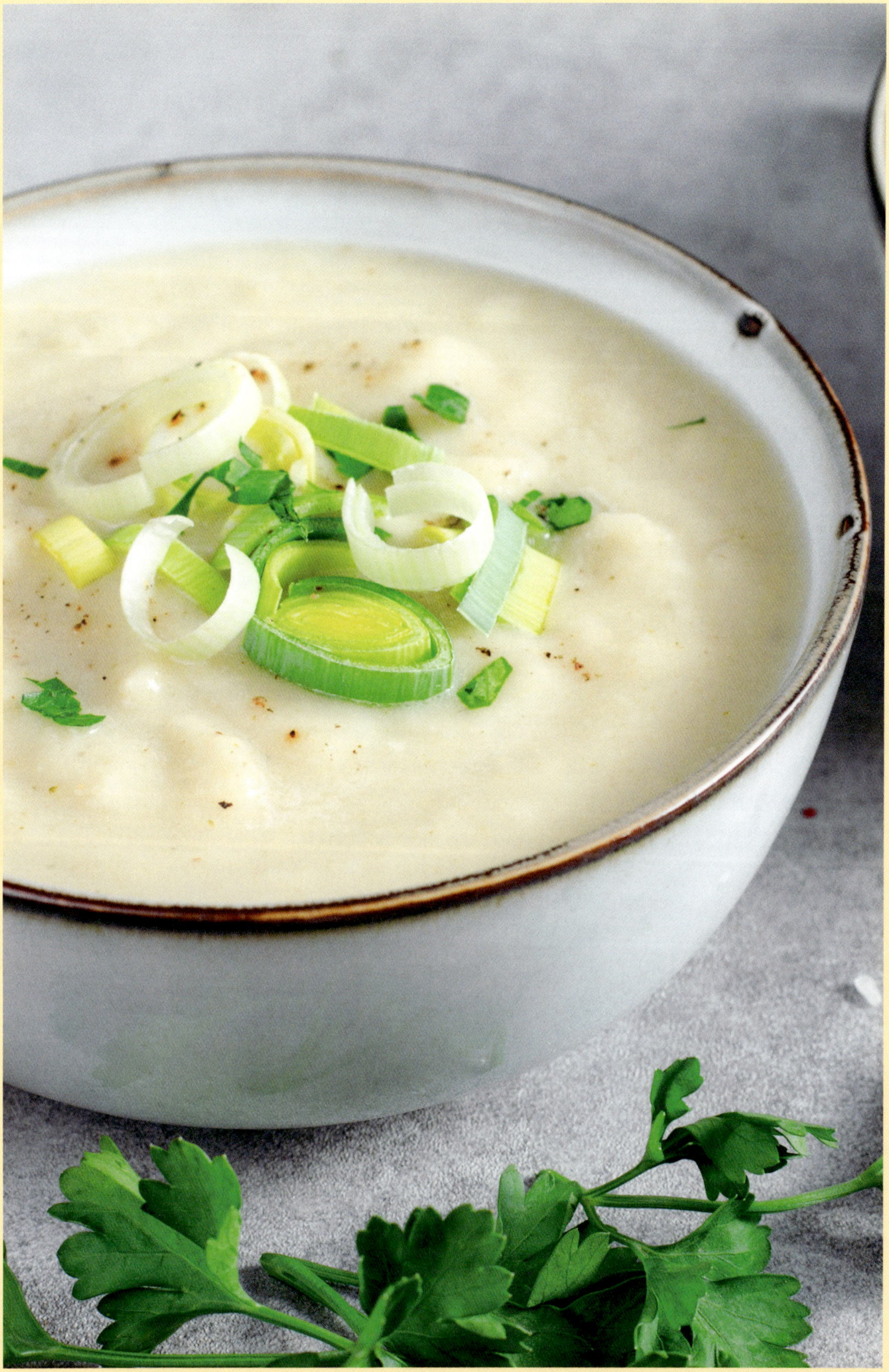

Blumenkohlsuppe mit Kurkuma

PRO PORTION: 90 KCAL / 3,06 G E / 5,83 G F / 4,75 G KH / 3,52 G BAL

Für 4 Portionen

400 g Blumenkohl
1 Lauchzwiebel
1 Knoblauchzehe
1 EL kalt gepresstes Oliven- oder Rapsöl
500 ml Gemüsebrühe
1 TL gemahlene Kurkuma
4 Zweige frischer Thymian
75 ml Mandel Cuisine oder Schlagsahne
2 EL Zitronensaft
Salz, Pfeffer

1. Den Blumenkohl putzen, in Röschen teilen und waschen. Nach Belieben 2–3 Röschen zur Dekoration in dünne Scheiben schneiden. Lauchzwiebel putzen, waschen und in Ringe schneiden. Den Knoblauch schälen und hacken.
2. Das Öl in einem beschichteten Topf erhitzen und Lauchzwiebel und Knoblauch darin goldgelb anbraten.
3. Blumenkohl, Brühe und Kurkuma dazugeben und Suppe zugedeckt 15–20 Minuten bei mittlerer Hitze köcheln, bis das Gemüse weich ist.
4. In der Zwischenzeit die beiseitegelegten Blumenkohlscheiben in einer beschichteten Pfanne auf einer Seite rösten. Den Thymian waschen, mit Küchenpapier trocken tupfen und die Blätter von den Stängeln zupfen.
5. Die Suppe mit einem Pürierstab nach Belieben gröber oder feiner pürieren. Die Mandel Cuisine einrühren und erwärmen. Suppe mit Zitronensaft, Salz und Pfeffer abschmecken.
6. Suppe auf 4 tiefe Teller verteilen, mit Thymian bestreuen und die Blumenkohlscheiben zur Dekoration obenauflegen.

INFO

Kurkuma ist DAS Geheimrezept gegen entzündliche Prozesse im Körper. Die geplagte Leber, schmerzende Gelenke und entzündete Haut machen Freudensprünge, wenn man das gelbe Pulver in die Suppe rührt. 1 Prise schwarzer Pfeffer dazu begünstigt seine Aufnahme um ein Vielfaches.

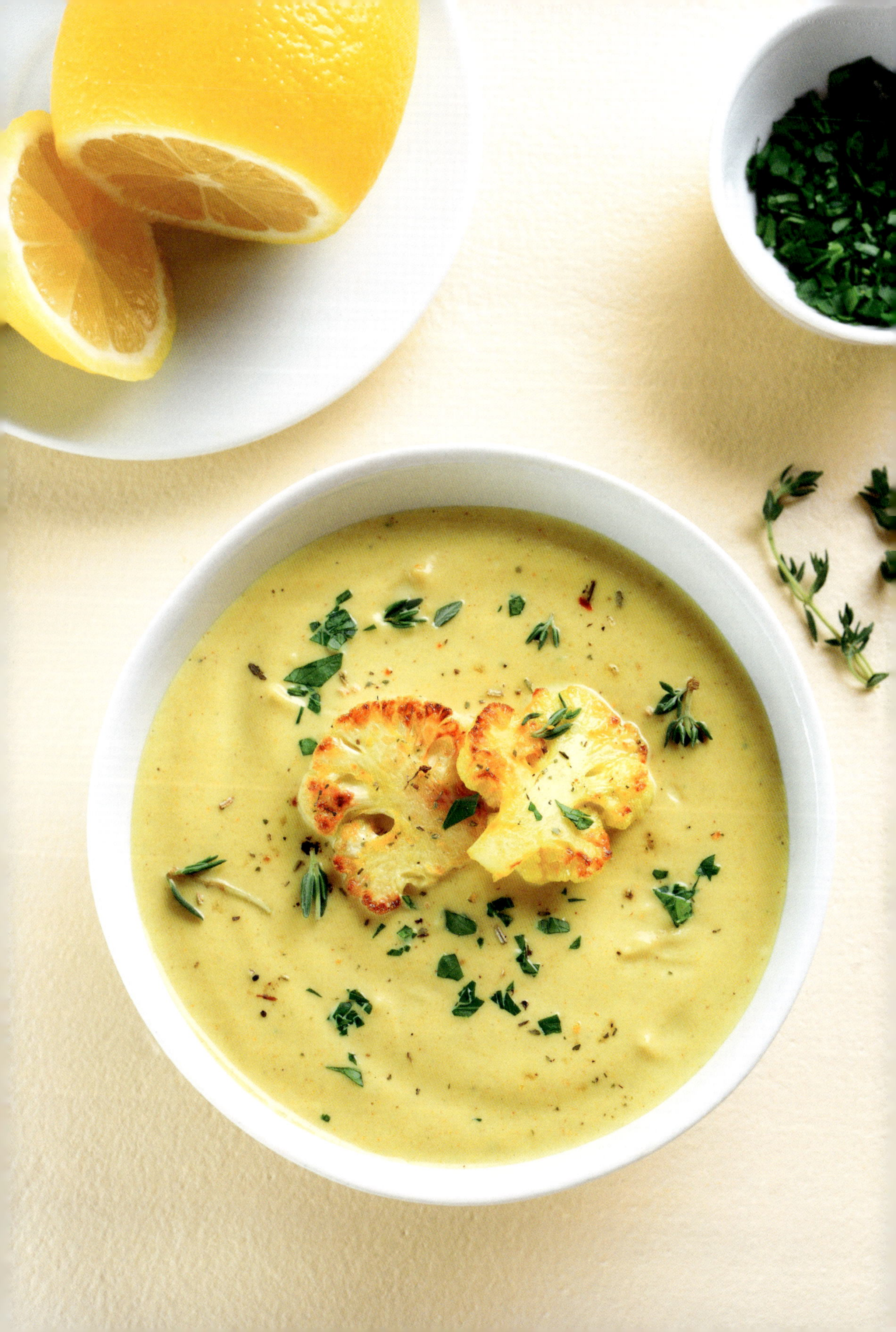

Paprika-Tomaten-Suppe

PRO PORTION: 125 KCAL / 2,54 G E / 8,21 G F / 9,05 G KH / 2,57 G BAL

Für 4 Portionen

1 rote Zwiebel
1 Knoblauchzehe
200 g rote Paprikaschoten
2 EL kalt gepresstes Olivenöl
½ TL Peperoncino-Gewürz oder Chiliflocken nach Belieben
500 ml Gemüsebrühe
400 ml gehackte oder stückige Tomaten aus der Dose
Salz, Pfeffer
2 EL Schnittlauch in Röllchen

1. Die Zwiebel abziehen und hacken. Die Knoblauchzehe schälen und klein würfeln. Die Paprikaschote waschen, putzen und das Kerngehäuse entfernen. Nach Belieben einige dünne Streifen zur Dekoration herausschneiden und beiseitelegen. Restliches Fruchtfleisch würfeln.
2. 1 EL Öl in einem mittelgroßen beschichteten Topf erhitzen und Zwiebel und Knoblauch darin goldgelb braten. Die Paprikawürfel und – wenn verwendet – das Peperoncino-Gewürz dazugeben und unter Rühren etwas anrösten.
3. Mit der Gemüsebrühe aufgießen und Gemüse bei mittlerer Hitze zugedeckt in 15–20 Minuten weich kochen. Suppe mit einem Pürierstab nach Belieben gröber oder feiner pürieren. Die gehackten Tomaten dazugeben, erhitzen und Suppe nach Belieben nochmals pürieren.
4. Suppe mit Salz und Pfeffer abschmecken, auf 4 Teller verteilen, das restliche Olivenöl darüber träufeln und mit Schnittlauch und den beiseitegelegten Paprikastreifen garnieren.

INFO

Rote Paprikaschoten sind am reifsten und enthalten die meisten Vitamine, vor allem Vitamin C (mehr als Zitrone!). Dazu noch Beta-Carotin und Anthocyane, die Ihre Zellen schützen und gegen Entzündungsprozesse wirksam sind.

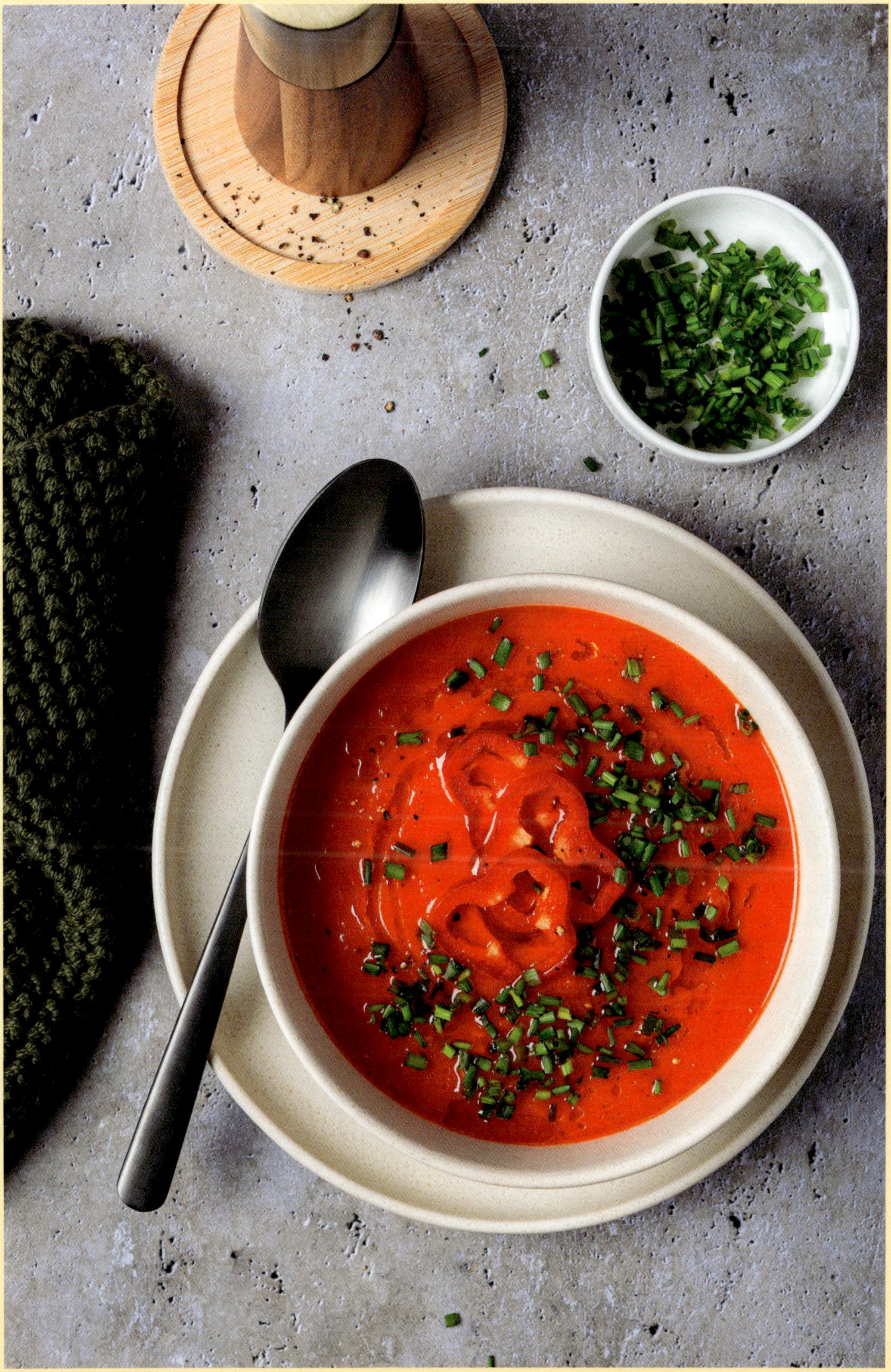

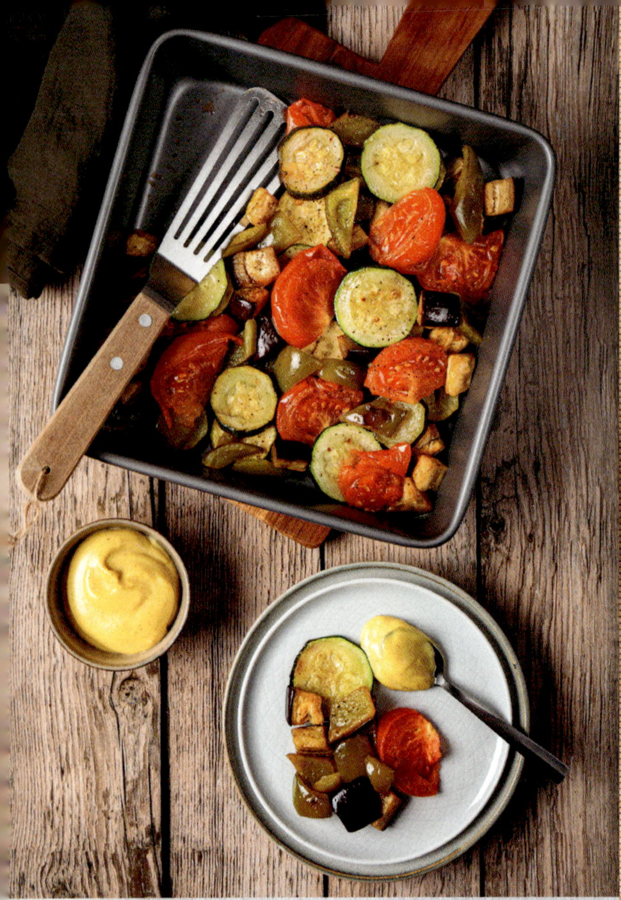
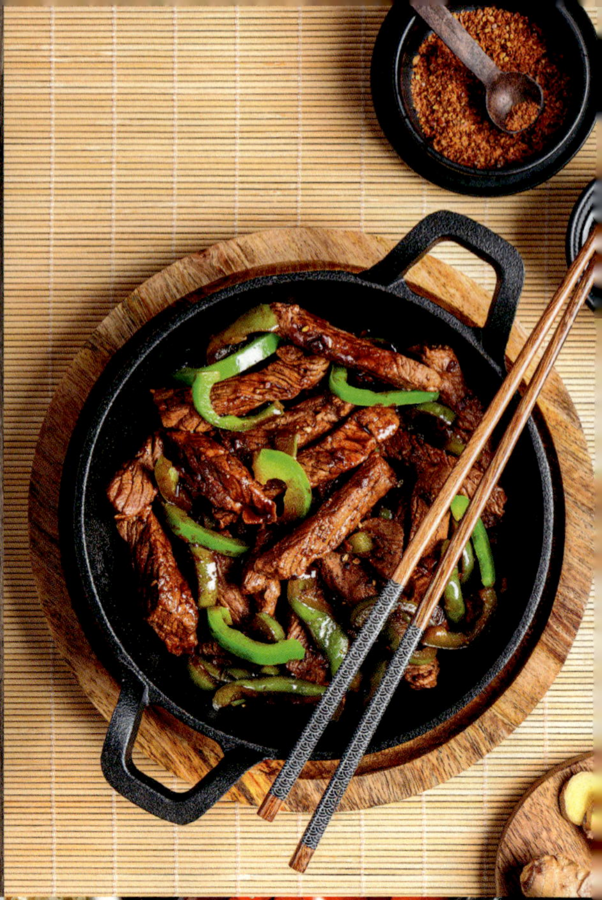
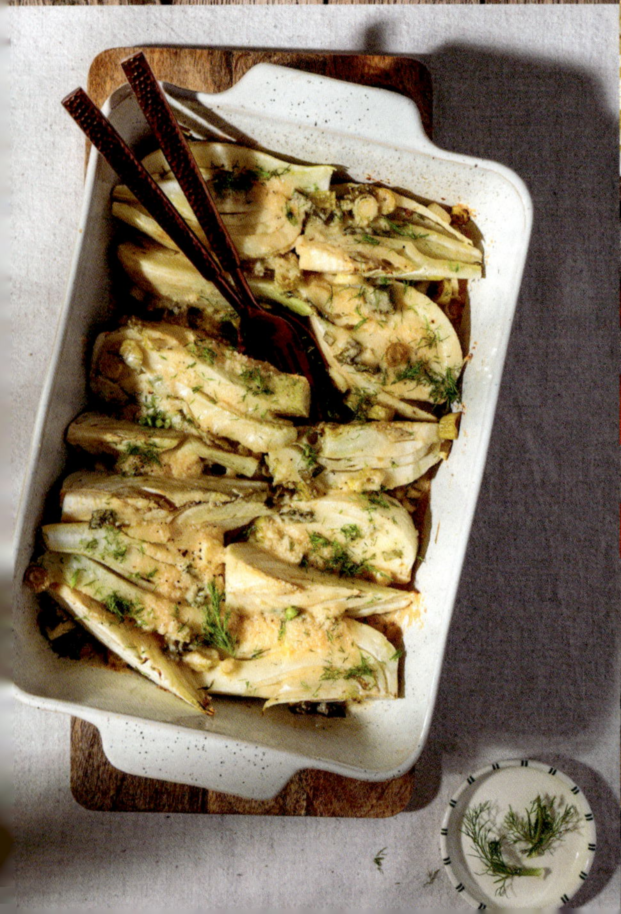
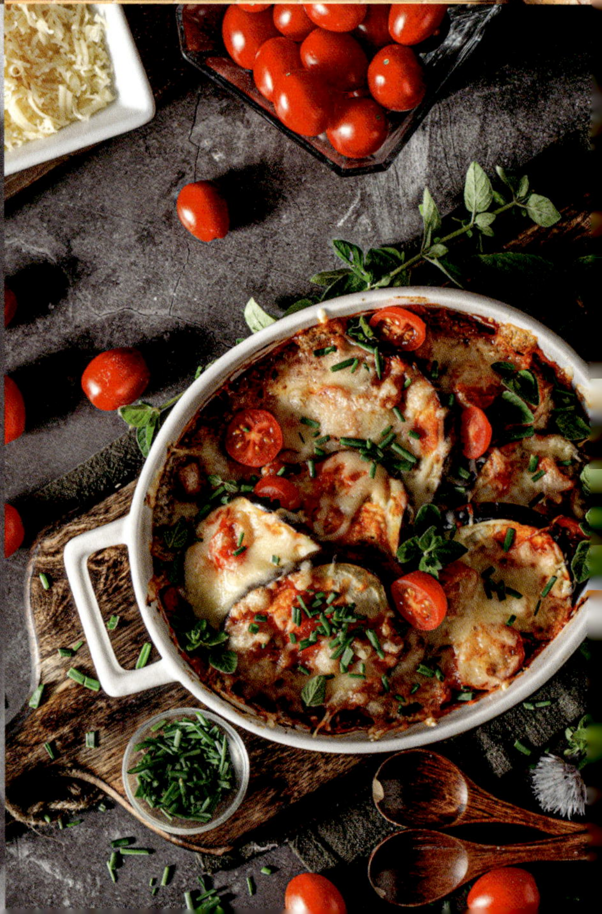

HAUPT-
GERICHTE

Gemüse aus dem Ofen mit Leinöl-Mayo

PRO PORTION: 485 KCAL / 9,86 G E / 43,85 G F / 9,52 G KH / 7,54 G BAL

Für 2 Portionen

Für die Mayonnaise
½ Knoblauchzehe
50 g gemahlene Mandeln
1 TL scharfer Senf
2 TL Zitronensaft
½ TL Salz
weißer Pfeffer
40 ml Lein- oder Nussöl
50 ml Mandel Cuisine oder Schlagsahne

Für das Gemüse
100 g Aubergine
100 g Zucchini
1 große Fleischtomate
1 grüne Paprikaschote (ca. 150 g)
Salz, Pfeffer
1 EL Olivenöl

1. Den Backofen auf 180 °C Ober-/Unterhitze (Umluft 160 °C) vorheizen.
2. Knoblauch schälen und mit Mandeln, Senf, Zitronensaft, Salz und Pfeffer in ein hohes Becherglas geben und mit dem Pürierstab zerkleinern. Nach und nach das Öl dazugießen und weitermixen, bis eine kompakte Creme entsteht. Die Mandel Cuisine einrühren, dann die Mayonnaise in eine Schüssel umfüllen und ziehen lassen.
3. Das Gemüse putzen und waschen. Die Aubergine in etwa 1½ cm große Würfel, die Zucchini in ½ cm dicke Scheiben schneiden. Die Fleischtomate halbieren, den Stielansatz herausschneiden und das Fruchtfleisch in Spalten schneiden. Von der Paprikaschote das Kerngehäuse entfernen und das Fruchtfleisch in Rauten schneiden.
4. Das Gemüse in eine große Schüssel geben, salzen, pfeffern und das Öl darübergießen. Alles mit den Händen gleichmäßig vermischen. Gemüse auf einem Backblech verteilen und 25–30 Minuten im Ofen backen. Dabei zwischendurch einige Male wenden.
5. Gemüse auf 2 Teller verteilen und die Mayo darüberlöffeln oder getrennt dazu reichen.

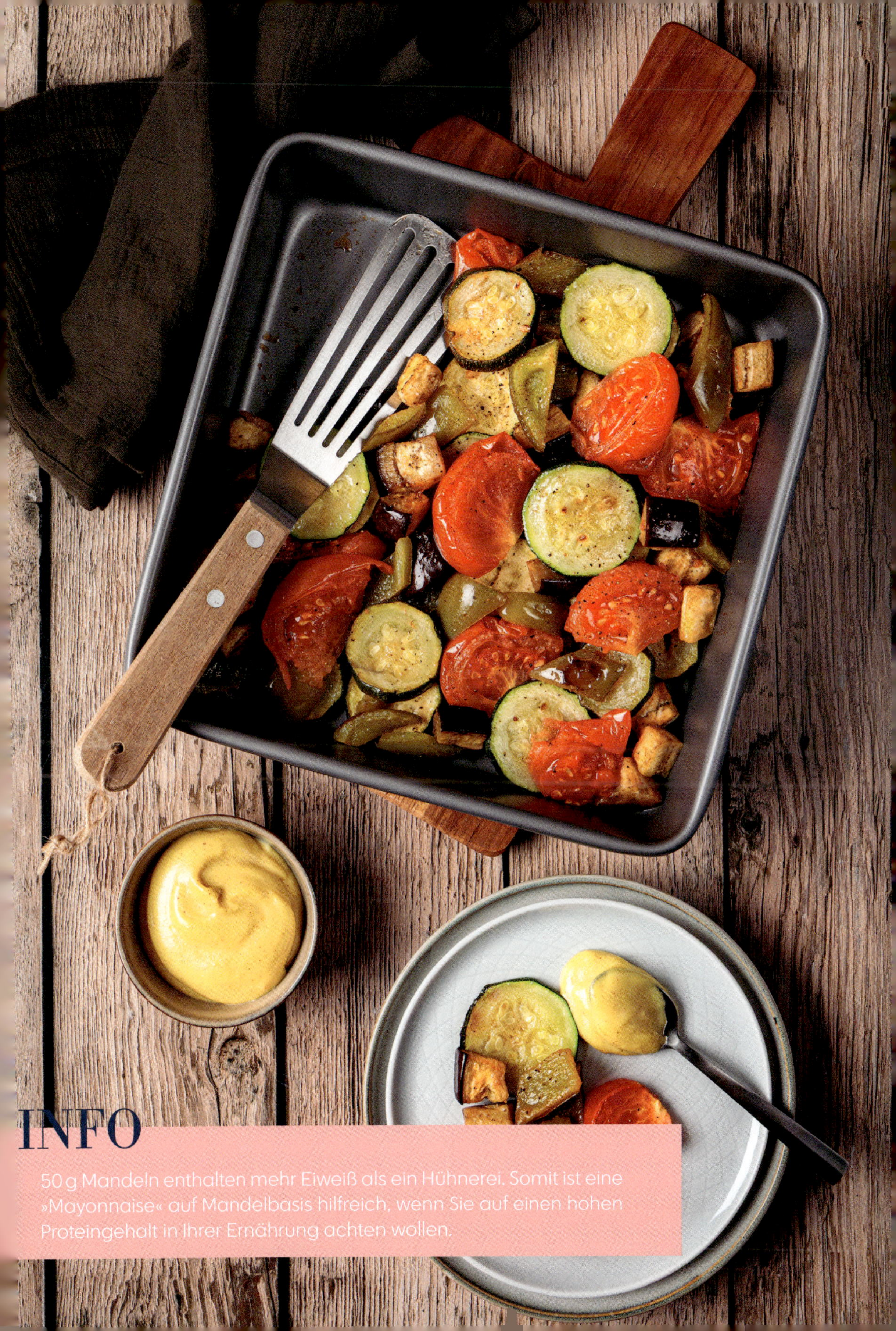

INFO

50 g Mandeln enthalten mehr Eiweiß als ein Hühnerei. Somit ist eine »Mayonnaise« auf Mandelbasis hilfreich, wenn Sie auf einen hohen Proteingehalt in Ihrer Ernährung achten wollen.

Thai-Gemüsecurry mit Tofu

PRO PORTION: 196 KCAL / 9,39 G E / 11,92 G F / 9,91 G KH / 5,48 G BAL

Für 2 Portionen

1 kleine rote Paprikaschote
150 g Zucchini
75 g Möhren
100 g Blattspinat, frisch oder TK
1 Knoblauchzehe
1 EL Kokosöl oder kalt gepresstes Rapsöl
1 EL rote Thai-Currypaste
200 ml Gemüsebrühe
150 g Tofu
Salz, Pfeffer

1. Die Paprikaschote und die Zucchini waschen und putzen. Paprika in Rauten und Zucchini in Scheiben schneiden. Die Möhren schälen, putzen und ebenfalls in Scheiben schneiden.
2. Frischen Blattspinat waschen, verlesen und in einem Sieb gut abtropfen lassen. TK-Spinat antauen lassen. Die Knoblauchzehe schälen und durch eine Knoblauchpresse drücken.
3. Das Öl in einem mittelgroßen beschichteten Topf mild erhitzen und Knoblauchzehe, Zucchini, Paprika und Möhren darin sanft anbraten. Die Currypaste einrühren und kurz mitbraten.
4. Die Gemüsebrühe angießen und das Gemüse in 10–12 Minuten bei milder Hitze zugedeckt weich kochen. Am Ende der Garzeit den Spinat einrühren und, sofern frischer verwendet wird, zusammenfallen lassen.
5. In der Zwischenzeit den Tofu in Würfel schneiden. Thai-Curry mit Salz und Pfeffer abschmecken, den Tofu obenauflegen und im zugedeckten Topf erwärmen.

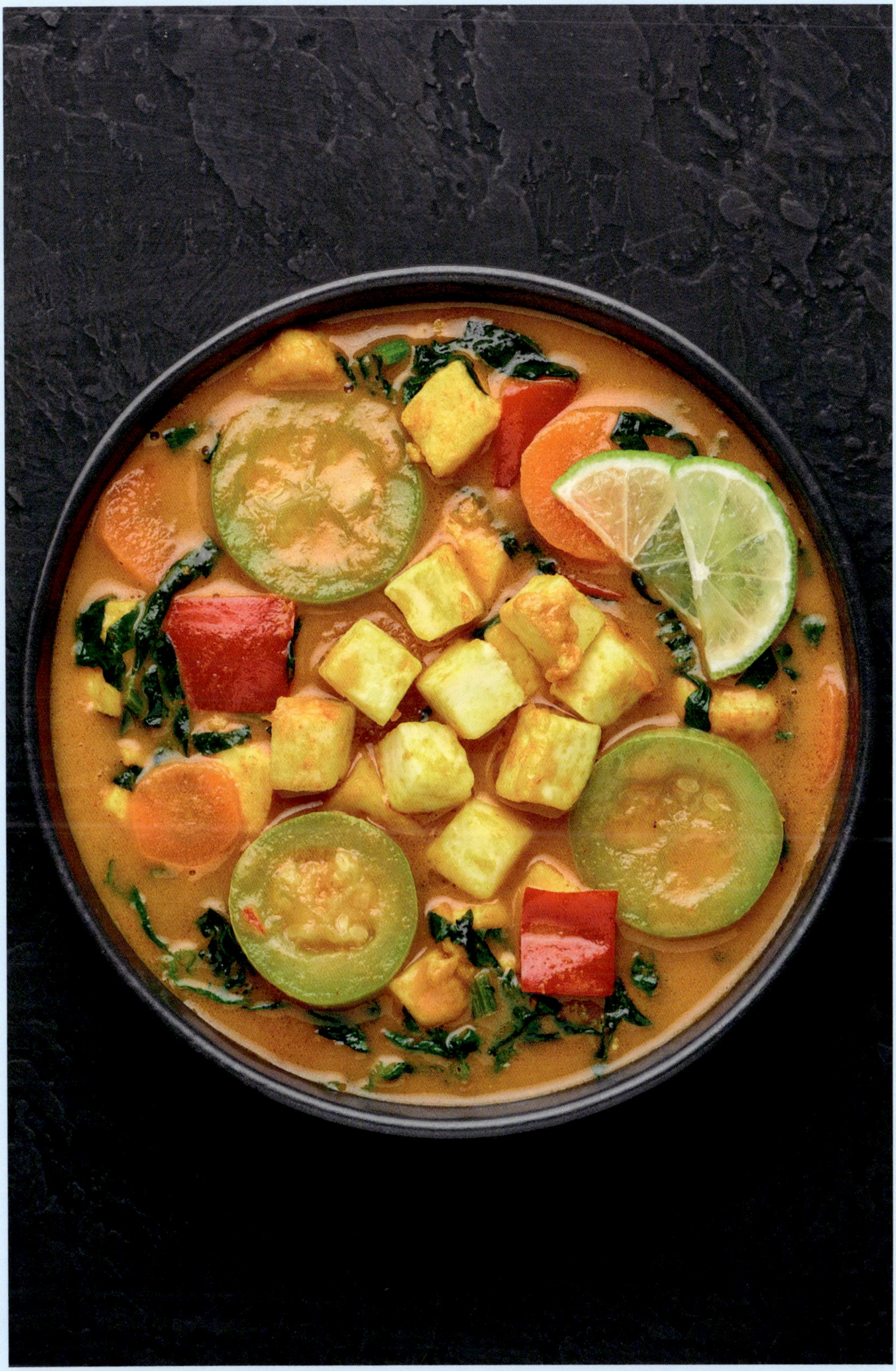

Gratinierter Fenchel

PRO PORTION: 454 KCAL / 19,22 G E / 34,88 G F / 9,64 G KH / 12,63 G BAL

Für 2 Portionen

3 Fenchelknollen (ca. 600 g)
2 Knoblauchzehen
2 Lauchzwiebeln
3 EL kalt gepresstes Olivenöl
3 EL Apfelessig
Salz, Pfeffer
75 g geriebener Parmesan

1. Den Backofen auf 180 °C Ober-/Unterhitze (Umluft 160 °C) vorheizen.
2. Die Fenchelknollen waschen, putzen und – wenn nötig – dünn abschälen. Das Fenchelgrün abschneiden und beiseitelegen. Fenchel längs in 4 oder 8 Spalten schneiden und in eine feuerfeste Form schichten.
3. Die Knoblauchzehen schälen und durch eine Knoblauchpresse drücken. Die Lauchzwiebeln waschen, putzen und fein hacken.
4. In einer kleinen Schüssel aus Knoblauch, Zwiebelwürfeln, Olivenöl, Apfelessig, Salz und Pfeffer eine Marinade rühren und den Fenchel damit begießen.
5. Auflaufform mit Alufolie abgedeckt in den Ofen schieben und Fenchel 25–30 Minuten schmoren, bis er bissfest ist. Mit dem Parmesan bestreuen und weitere 10–15 Minuten überbacken.
6. Das Fenchelgrün fein hacken und das fertige Gericht damit bestreuen.

INFO

Verwenden Sie so oft wie möglich Apfelessig für Salate und Gemüsegerichte. Am besten kaufen Sie Apfelessig in Bio-Qualität und naturtrüb, dann enthält er die meisten seiner gesundheitlich wertvollen Bestandteile. Apfelessig kann den Blutzuckerspiegel senken, gilt als Fatburner und reguliert die Cholesterinwerte.

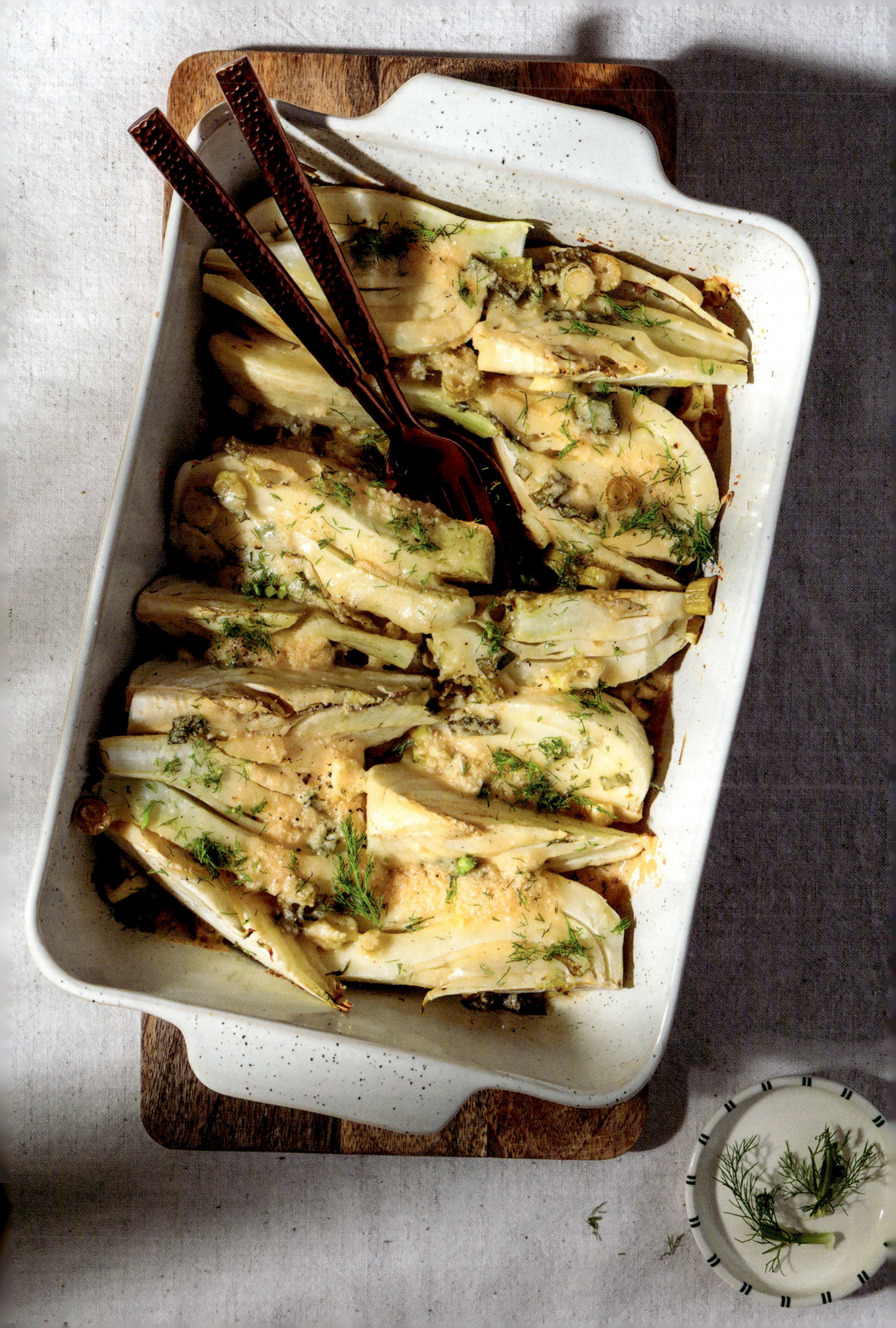

Überbackener Brokkoli

PRO PORTION: 416 KCAL / 22,89 G E / 30,91 G F / 8,33 G KH / 6,95 G BAL

Für 2 Portionen

100 g Parmesan oder Grana Padano
1 kleine Stange Lauch (ca. 125 g geputzt gewogen)
350 g Brokkoli
2 EL kalt gepresstes Olivenöl
6 Eier
2 TL Backpulver
Salz, Pfeffer
2 Stängel glatte Petersilie

1. Backofen auf 180 °C Ober-/Unterhitze (Umluft 160 °C) vorheizen.
2. Parmesan grob reiben und beiseitestellen.
3. Den Lauch putzen, längs aufschlitzen, gründlich waschen und mit viel Grün in feine Ringe schneiden. Brokkoli waschen, die Köpfchen abtrennen und in mundgerechte Stücke schneiden. Stiele putzen, schälen und klein würfeln.
4. 1 EL Öl in einer beschichteten Pfanne erhitzen und Lauch und Brokkolistiele darin unter Rühren etwas anbraten.
5. Eine Auflaufform (etwa 20 × 30 cm) mit 1 EL Öl bepinseln, das Brokkoli-Lauch-Gemisch und dann die Brokkoliköpfchen hineingeben.
6. Die Eier in einer Schüssel mithilfe eines Schneebesens mit Backpulver, Salz und Pfeffer verquirlen. Die Eimasse über den Brokkoli gießen, mit dem Parmesan bestreuen und 20–25 Minuten im Ofen backen, bis die Oberfläche goldgelb ist. Danach Auflauf 5 Minuten bei abgeschaltetem Backrohr ruhen lassen.
7. Die Petersilie waschen, mit Küchenpapier trocken tupfen, die Blätter von den Stängeln zupfen und hacken. Den Auflauf damit bestreuen und in der Form servieren.

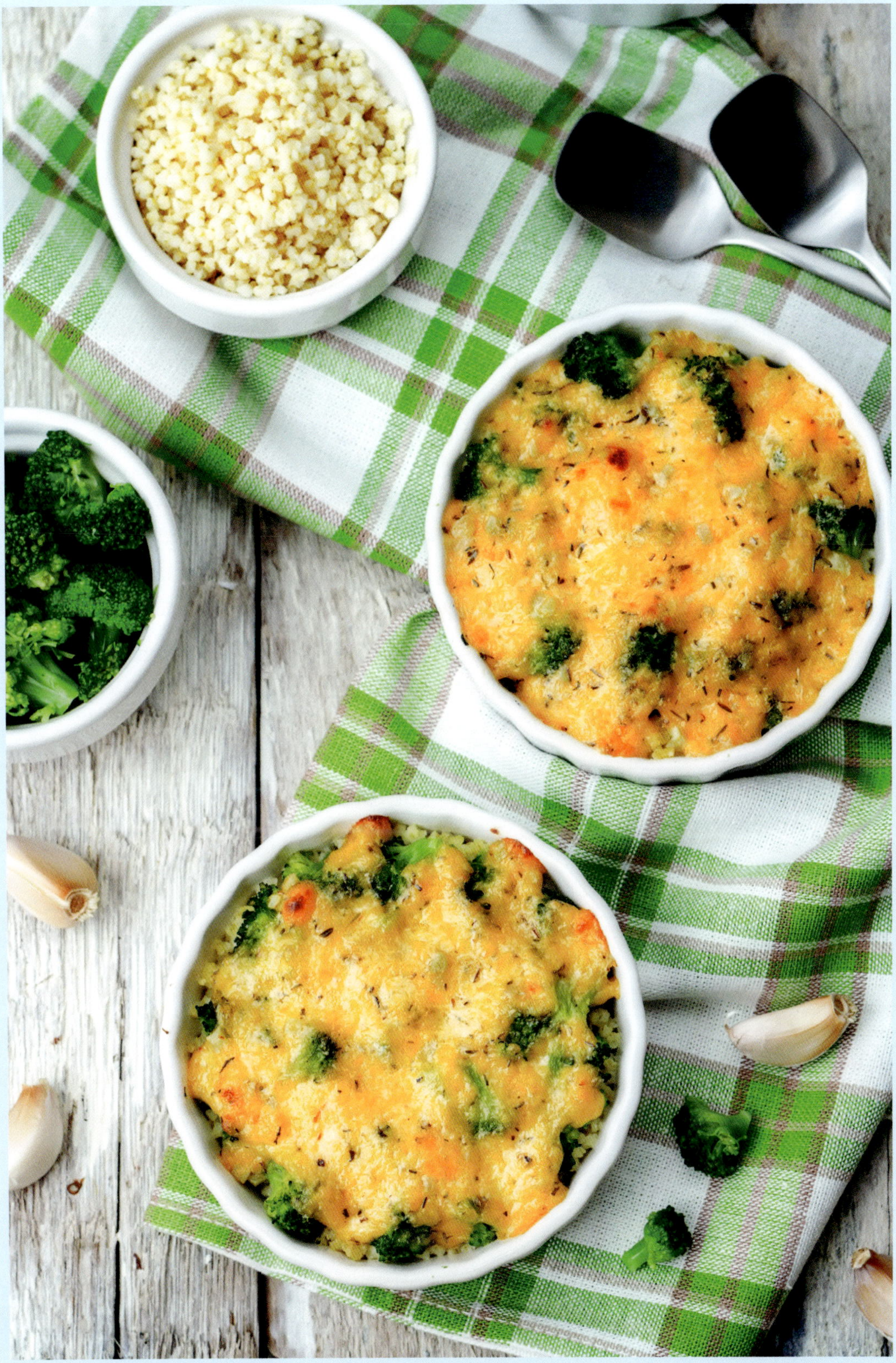

Überbackene Auberginen

PRO PORTION: 354 KCAL / 15,0 G E / 27,83 G F / 9,95 G KH / 5,69 G BAL

Für 2 Portionen

300 g Auberginen
1 TL Salz
1 EL Tomatenmark
3 EL Wasser
2 EL kalt gepresstes Rapsöl
200 g Cocktailtomaten
1 Kugel Mozzarella
Pfeffer
1 EL Schnittlauch in Röllchen

1. Die Auberginen waschen, putzen und in ½ cm dicke Scheiben schneiden. In eine Schüssel geben, mit Salz vermischen und ziehen lassen.
2. Den Backofen auf 180 °C Ober-/Unterhitze (Umluft 160 °C) vorheizen.
3. In einer kleinen Schüssel das Tomatenmark mit Wasser und Öl verrühren. Die Tomaten waschen und halbieren. Den Mozzarella grob reiben.
4. Die Auberginen ausdrücken und in einer Auflauf- oder Gratinform (ca. 25 cm Ø) leicht überlappend ausbreiten. Mit dem Tomatenmark-Gemisch bepinseln, pfeffern und mit dem Käse bestreuen.
5. Auberginen 20–25 Minuten im Ofen backen, bis der Käse geschmolzen und goldgelb ist. Mit Schnittlauch und Tomatenhälften bestreuen und gleich in der Form servieren.

INFO

Auberginen sind kalorienarm, enthalten viele Ballaststoffe und vor allem sekundäre Pflanzenstoffe, zum Beispiel Nasunin, welches entzündungshemmend wirkt. Achtung: Auberginen eignen sich nicht für Rohkost. Sie enthalten das schwach giftige Solanin, welches zwar durch Braten und Dünsten nicht verschwindet, jedoch bekömmlicher wird. Solanin in geringen Mengen ist außerdem ebenfalls ein entzündungshemmender Stoff.

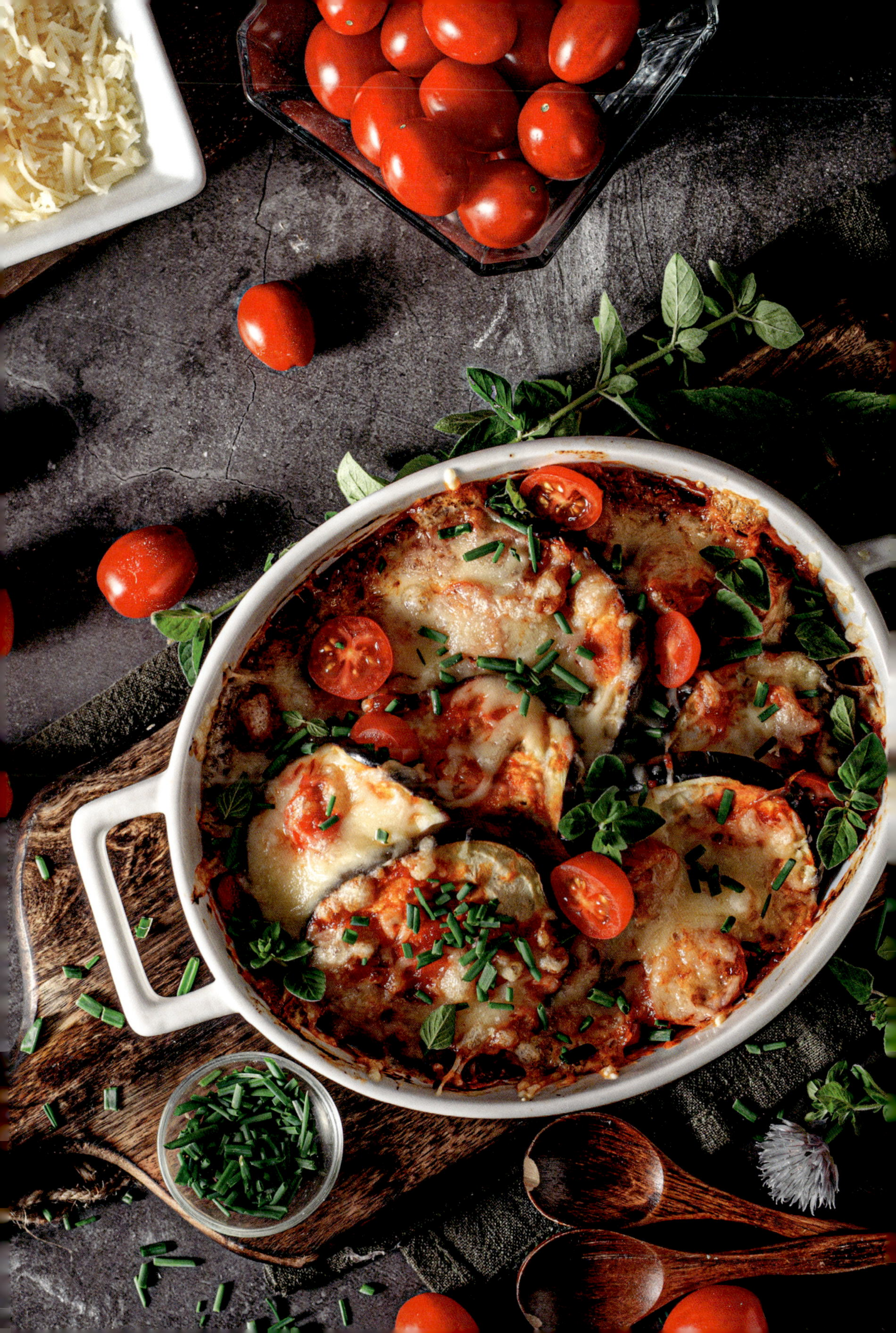

Brokkoli-Möhren-Gratin

PRO PORTION: 308 KCAL / 22,0 G E / 19,87 G F / 7,42 G KH / 5,69 G BAL

Für 4 Portionen

100 g Bergkäse
1 kleine Möhre
1 kleine rote Zwiebel oder Schalotte
600 g Brokkoli
1 EL kalt gepresstes Olivenöl
6 Eier
2 TL Backpulver
Salz, Pfeffer
8 Blätter frisches Basilikum

1. Backofen auf 180 °C Ober-/Unterhitze (Umluft 160 °C) vorheizen.
2. Den Bergkäse reiben und beiseitestellen.
3. Die Möhre schälen, putzen und in dünne Scheiben schneiden. Die Zwiebel abziehen und in feine Ringe schneiden. Brokkoli waschen, die Köpfchen abschneiden und in mundgerechte Stücke zerteilen. Die Stiele putzen, schälen und klein würfeln.
4. Eine Auflaufform (etwa 20 × 30 cm) mit dem Öl bepinseln, Möhre, Zwiebel und Brokkoliwürfel hineingeben und zuletzt die Brokkoliköpfchen obenaufsetzen und etwas festdrücken.
5. Die Eier in einer Schüssel mithilfe eines Schneebesens mit Backpulver, Salz und Pfeffer verquirlen und über das Gemüse gießen. Auflauf mit dem Käse bestreuen und 20–25 Minuten im Ofen backen, bis die Oberfläche goldgelb ist.
6. Basilikumblätter waschen, mit Küchenpapier trocken tupfen und vor dem Servieren über den Auflauf streuen.

TIPP

Auch wenn Sie nicht für die ganze Familie kochen – machen Sie das Rezept für 4 Portionen. Der Auflauf kann im Kühlschrank 2–3 Tage aufbewahrt, wieder aufgebacken oder auch portionsweise eingefroren werden.

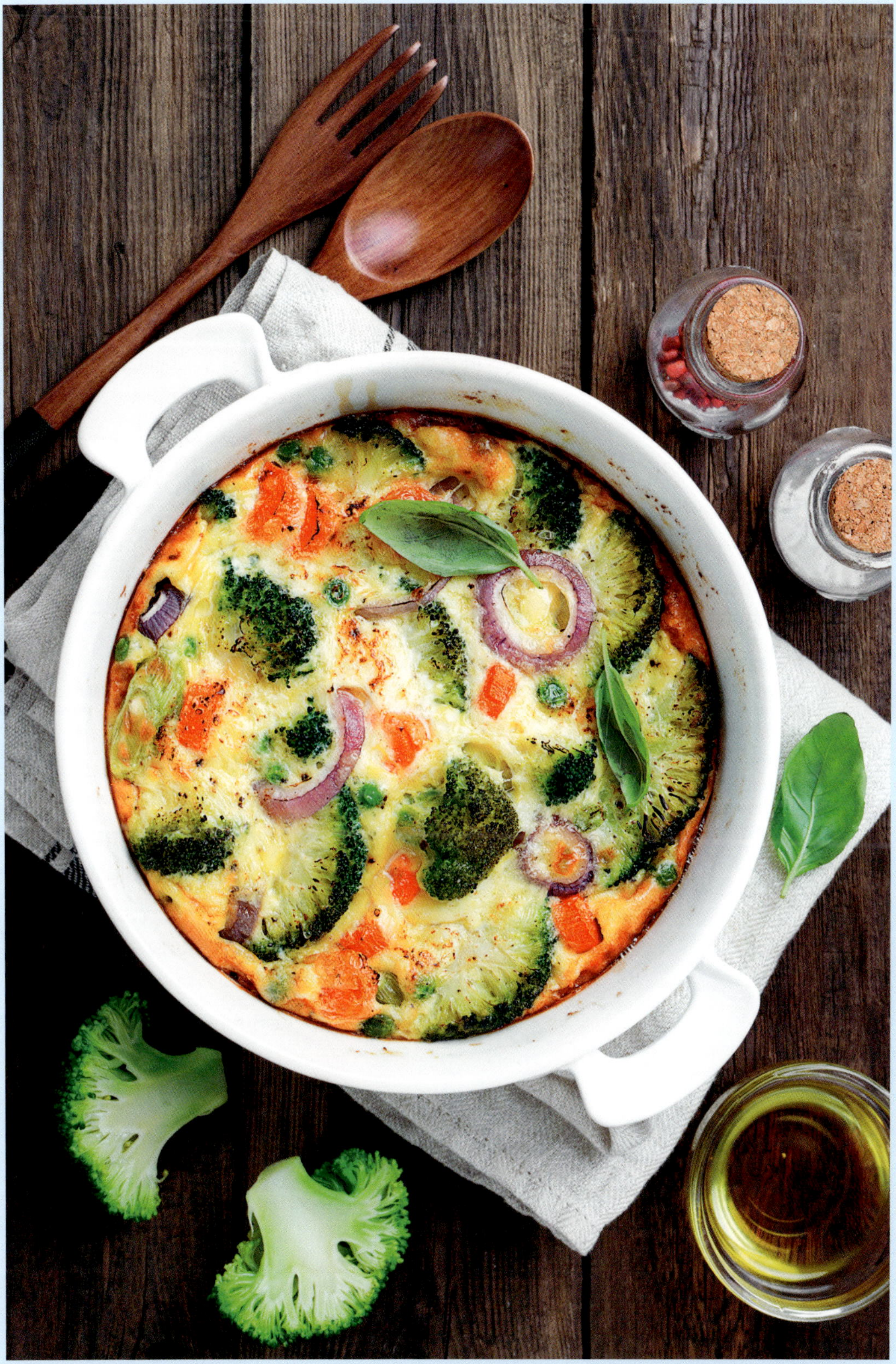

Gedämpfter Pak Choi mit Pilzen

PRO PORTION: 222 KCAL / 7,59 G E / 15,89 G F / 9,28 G KH / 5,76 G BAL

Für 2 Portionen

300 g Pak Choi (ersatzweise Mangold)
300 ml Wasser
300 g braune Champignons, Shiitake oder Austernpilze
30 g frischer Ingwer
3 Lauchzwiebeln
2 EL kalt gepresstes Rapsöl
2 EL Apfelessig
2 EL dunkle Sojasauce
Salz, Pfeffer

1. Pak Choi putzen, längs halbieren und unter fließendem Wasser gründlich waschen. Größere Hälften nochmals längs halbieren. Wasser in einen geeigneten Topf füllen, Dampfgareinsatz einhängen, Pak Choi darin verteilen und zugedeckt 10 Minuten dämpfen.
2. Die Pilze putzen, mit Küchenpapier abreiben und halbieren oder in Scheiben schneiden. (Bei Shiitake-Pilzen die Stiele herausknipsen.) Ingwer schälen und in sehr kleine Würfel schneiden. Lauchzwiebeln putzen, waschen und in Ringe schneiden.
3. Öl in einer beschichteten Pfanne erhitzen. Ingwer, die Hälfte der Zwiebelringe und die Pilze hineingeben und unter Rühren anbraten. Den Pak Choi dazugeben. Im Bratfett wenden und erhitzen.
4. Mit Apfelessig ablöschen und mit Sojasauce, Salz und Pfeffer abschmecken. Zum Servieren mit den restlichen Zwiebelringen bestreuen.

INFO

Der gesunde Asia-Kohl ist auch bei uns heimisch geworden. Von Mai bis Oktober wird er hier geerntet, die übrige Zeit gibt es ihn als Importware. Als solche ist er nicht immer schadstofffrei, wählen Sie daher lieber Bio-Ware. Mit nur 4 g Kohlenhydraten pro 100 g ist er ideal für eine ketogene Ernährung. Die enthaltenen Senföle wirken unter anderem gegen Entzündungen.

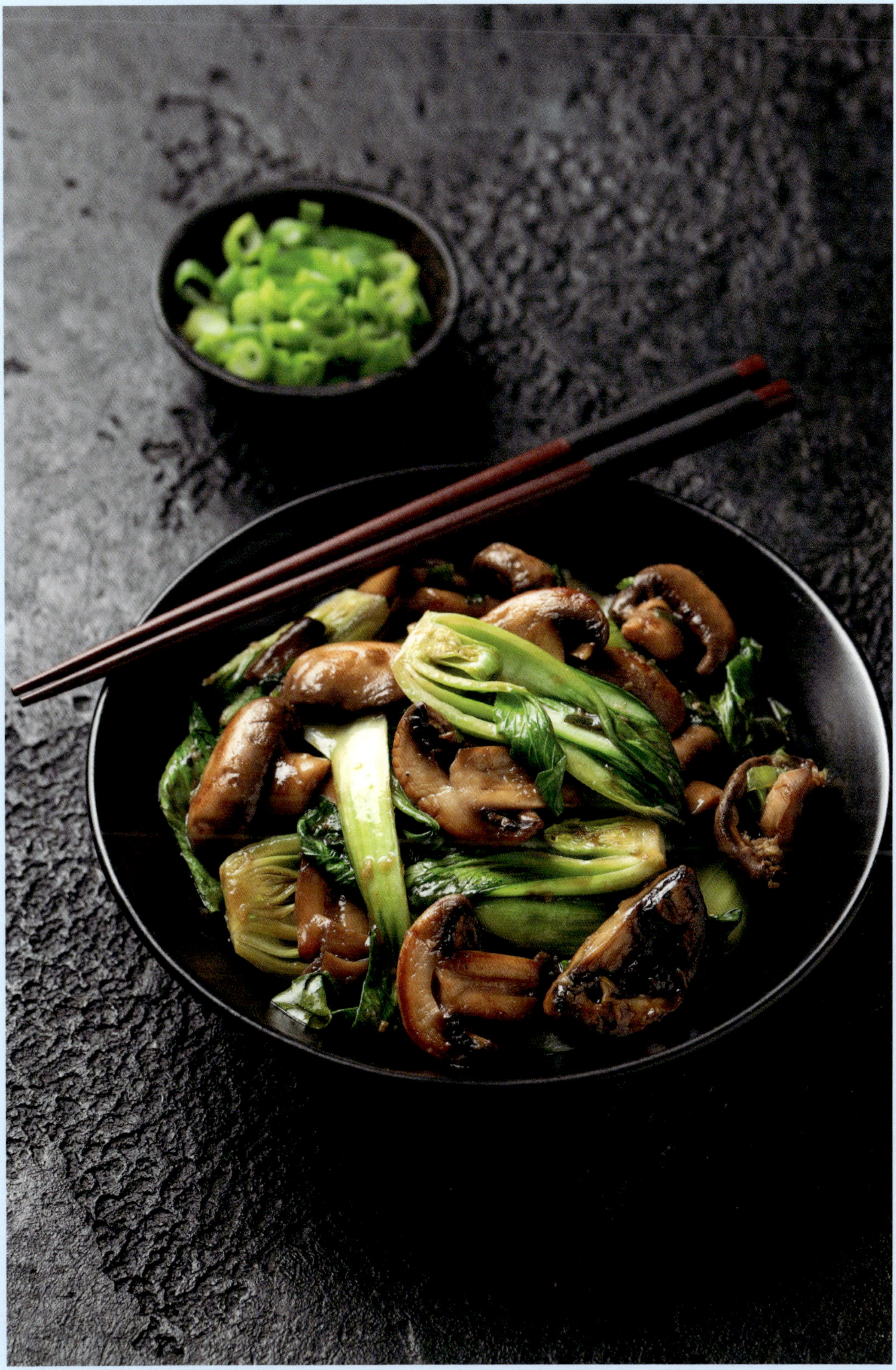

Gerösteter Blumenkohl mit Ayran

PRO PORTION: 244 KCAL / 8,25 G E / 17,53 G F / 9,86 G KH / 7,91 G BAL

Für 2 Portionen

500 g Blumenkohl (vorbereitet gewogen)
Salz
1 gestrichener TL Paprikapulver, rosenscharf oder edelsüß
1 gestrichener TL gemahlene Kurkuma oder Currypulver
2 EL kalt gepresstes Olivenöl
1 EL Zitronensaft
1 Knoblauchzehe
1 Stängel glatte oder krause Petersilie
150 ml Ayran (türkischer Joghurt)
Pfeffer

1. Den Backofen auf 200 °C Ober-/Unterhitze (Umluft 180 °C) vorheizen. Ein Backblech mit Backpapier auslegen.
2. Den Blumenkohl waschen, putzen und den harten Strunk herausschneiden. Kopf in Röschen teilen.
3. In einer Schüssel 1 TL Salz, Paprikapulver, Kurkuma, Olivenöl und Zitronensaft verrühren, Röschen hineingeben und mit den Händen gut vermischen, sodass der Blumenkohl rundherum gewürzt ist. Blumenkohl auf dem Backblech verteilen und auf der mittleren Schiene im Ofen in 30 Minuten goldgelb backen.
4. Die Knoblauchzehe abziehen und durch eine Knoblauchpresse drücken. Petersilie waschen, trocken tupfen, die Blätter vom Stängel zupfen und hacken.
5. Ayran in eine Schüssel geben, mit Salz, Pfeffer und Knoblauch vermischen und bis zum Servieren ziehen lassen.
6. Blumenkohl aus dem Ofen nehmen, auf Tellern anrichten und mit Petersilie bestreuen. Ayran-Sauce dazu reichen.

INFO

Ayran ist blitzschnell selbst gemacht: Dazu 400 ml Naturjoghurt (3,5 % Fett) und 600 ml kaltes Wasser in einer großen Schüssel mit dem Schneebesen oder Handrührgerät schaumig aufschlagen. Mit ½ TL Salz würzen. Gut verschlossen im Kühlschrank aufbewahren.

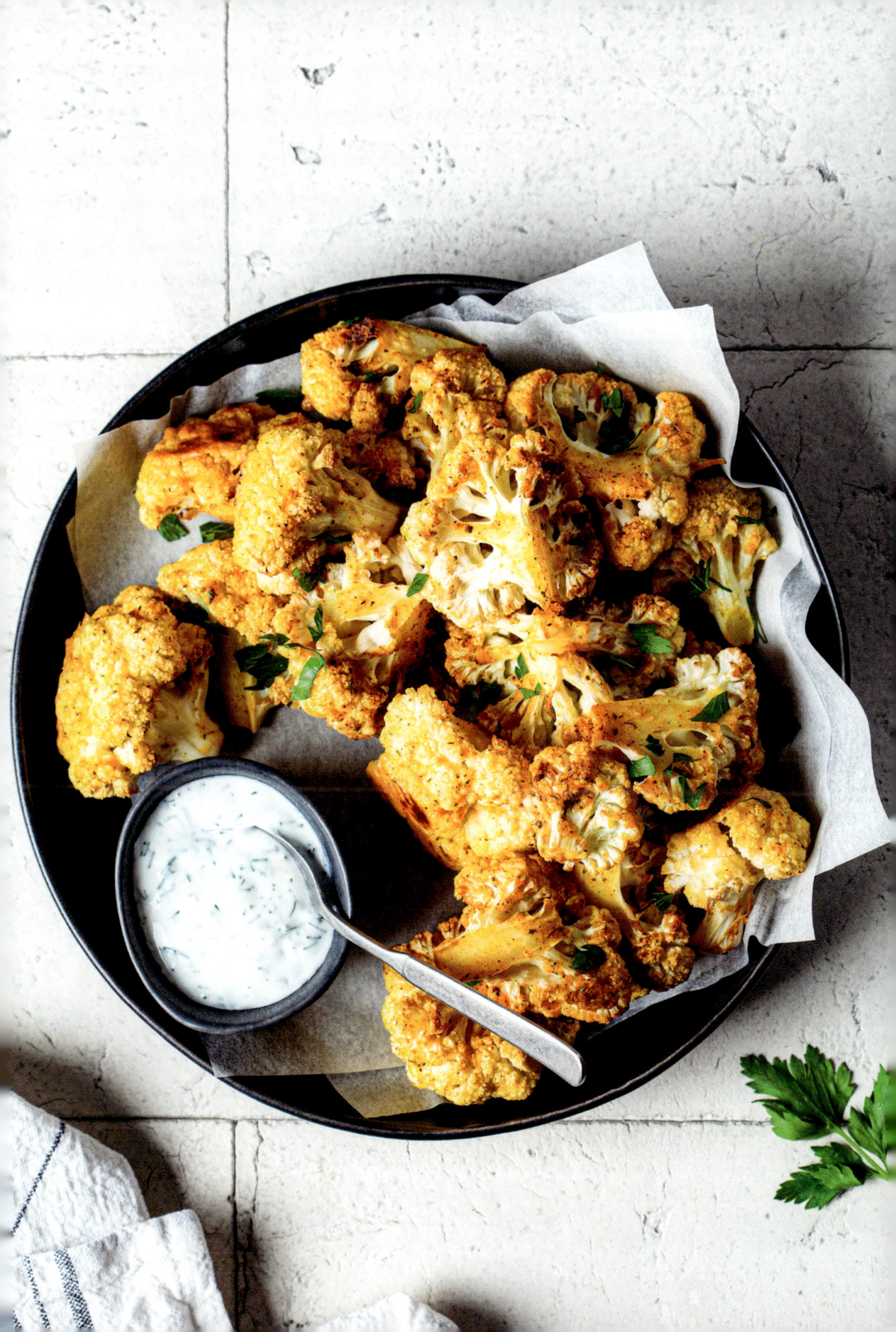

Schwarzer Heilbutt mit Tomaten-Basilikum-Salat

PRO PORTION: 530 KCAL / 29,82 G E / 41,13 G F / 9,24 G KH/ 3,75 G BAL

Für 2 Portionen

400 g Filet vom Schwarzen Heilbutt
1 Zitrone
Salz, Pfeffer
2 EL kalt gepresstes Olivenöl
1 EL Balsamessig
1 Schalotte
250 g Cocktailtomaten
30 g schwarze, entsteinte Oliven
30 g frische Basilikumblätter
50 g Feldsalat
2 Stängel krause Petersilie
½ TL Chili- oder Tomatenflocken

1. Das Fischfilet mit Küchenpapier trocken tupfen und in 4 Teile schneiden. Die Zitrone auspressen und den Fisch mit 2 TL Zitronensaft beträufeln.
2. Aus dem restlichen Zitronensaft, Salz, Pfeffer, 1 EL Olivenöl und Balsamessig in einer Salatschüssel mit dem Schneebesen ein cremiges Dressing rühren.
3. Die Schalotte abziehen und längs in feine Streifen schneiden. Die Tomaten waschen und halbieren. Die Oliven halbieren oder in Scheiben schneiden. Alles mit dem Dressing vermischen.
4. Die Fischfilets trocken tupfen und mit Pfeffer würzen. Das restliche Olivenöl in einer beschichteten Grillpfanne erhitzen und den Fisch von beiden Seiten goldgelb braten.
5. In der Zwischenzeit die Basilikumblätter und den Feldsalat waschen, abtropfen lassen, in die Salatschüssel geben und mit den schon vorhandenen Salatzutaten vermischen. Die Petersilie waschen, trocken schütteln, die Blätter von den Stängeln zupfen und hacken.
6. Salat auf 2 Tellern anrichten, die Heilbutt-Filets darauflegen und das Ganze mit Petersilie und Chiliflocken bestreuen.

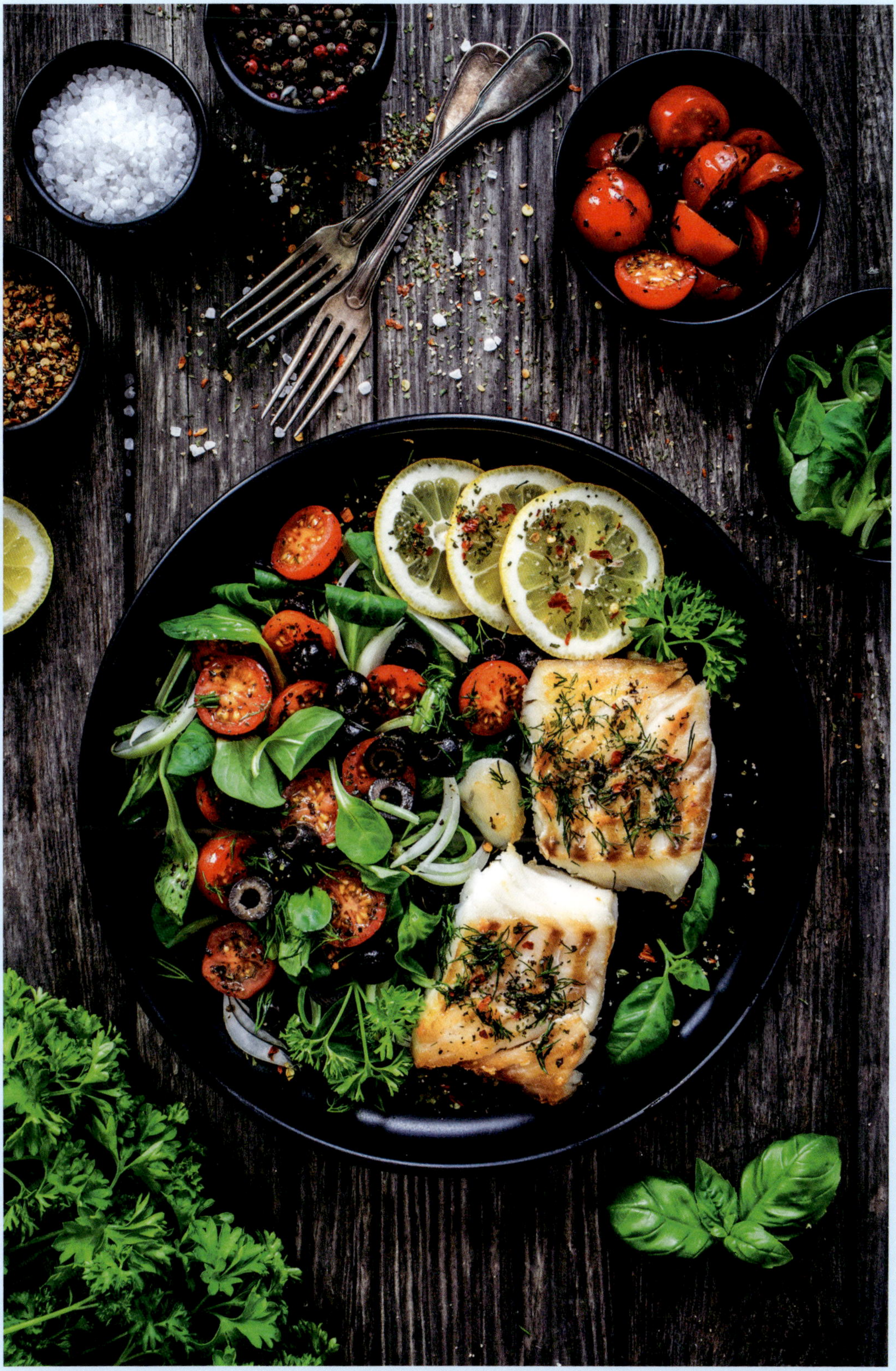

Gedünsteter Lachs mit Salatpesto

PRO PORTION: 705 KCAL / 45,61 G E / 56,45 G F / 3,41 G KH / 3,53 G BAL

Für 2 Portionen

2 Lachsfilets (à 150 g)
Salz, Pfeffer
300 ml Wasser
30 g gehackte Mandeln
40 g Parmesan
200 g gemischte Salatblätter (z. B. Kopfsalat, Rucola, Babyspinat)
10 Blätter frisches Basilikum
3 EL Olivenöl
1 EL Zitronensaft
Cayennepfeffer nach Belieben

1. Die Lachsfilets mit Küchenpapier trocken tupfen, salzen und pfeffern. Wasser in einen geeigneten Topf füllen, einen Dampfgareinsatz einhängen, die Lachsfilets hineingeben und zugedeckt 15–20 Minuten dämpfen.
2. Die Mandeln in einer beschichteten Pfanne ohne Fett leicht rösten. Parmesan in kleine Stücke brechen. Salat und Basilikum verlesen und waschen. Die vorbereiteten Zutaten mit Olivenöl und Zitronensaft in einen Mixer geben und pürieren. (Alternativ in ein hohes Gefäß geben und mit dem Pürierstab arbeiten.) Pesto mit Salz, Pfeffer und – nach Belieben – Cayennepfeffer abschmecken.
3. Lachs auf 2 Tellern anrichten und mit dem Pesto bestreichen.

INFO

Lachs ist mit seinen Omega-3-Fettsäuren sowie dem hohen Proteingehalt im Grunde ein wichtiger Bestandteil gesunder Ernährung. Problematisch ist allerdings der preiswerte Zuchtlachs, welcher mit Dioxinen und Schwermetallen belastet sein kann. Wildlachs gilt als die bessere Variante. Dennoch sollte man auf das MSC-Siegel achten, denn in Freiheit schwimmen macht noch keinen schadstofffreien Fisch. Genießen Sie lieber seltener, dafür aber sicheren Bio-Lachs, der zwar auch aus Aquakulturen stammt, aber ein besseres und gesünderes Leben hat.

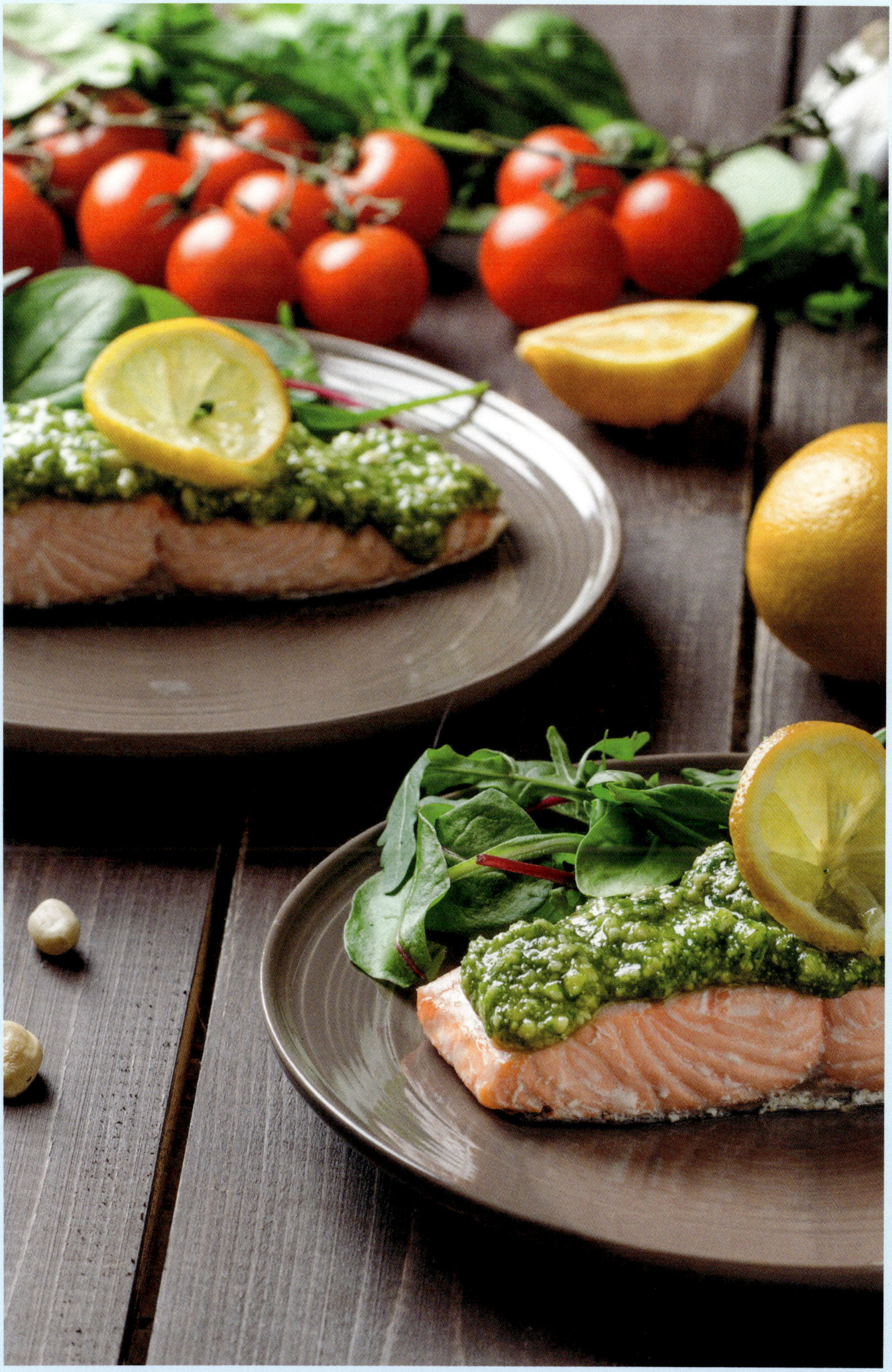

Lachs mit Blattspinat aus dem Ofen

PRO PORTION: 579 KCAL / 39,42 G E / 43,70 G F / 4,92 G KH / 5,83 G BAL

Für 2 Portionen

2 Lachsfilets (à ca. 150 g)
Pfeffer
300 g frischer Babyspinat
1 Stück frischer Ingwer (etwa walnussgroß)
30 g gehobelte Mandeln
1 EL kalt gepresstes Olivenöl oder Weidebutter
50 g Crème fraîche oder Schmand
Salz
1 TL scharfer Senf
½ Zitrone
1 EL rote Beeren nach Belieben

1. Den Backofen auf 180 °C Ober-/Unterhitze (160 °C Umluft) vorheizen.
2. Die Lachsfilets waschen, mit Küchenpapier trocken tupfen und mit Pfeffer würzen.
3. Den Spinat waschen, verlesen und abtropfen lassen. Ingwer schälen und in kleine Würfel schneiden.
4. Die Mandeln in einer hohen beschichteten Pfanne ohne Fett rösten. Dann das Öl dazugießen, Ingwer und Zwiebel dazugeben und glasig dünsten.
5. Die Creme fraîche unterrühren und Sauce mit Salz, Pfeffer und Senf pikant abschmecken. Den tropfnassen Spinat zugeben, 1–2 Minuten zugedeckt dämpfen und zusammenfallen lassen.
6. Spinatmischung in eine feuerfeste Form geben. Den Lachs darauflegen. Die Zitrone waschen, in dünne Scheiben schneiden und den Lachs damit bedecken.
7. Lachs auf der mittleren Schiene im Ofen 20 Minuten garen. Vor dem Servieren mit den roten Beeren bestreuen.

INFO

Spinat hat zwar sehr wenig Kalorien (15–20 kcal pro 100 g), aber dennoch eine hohe Nährstoffdichte – besonders B-Vitamine, Vitamin C, Folsäure, Beta-Carotin und noch eine Menge Mineralstoffe.

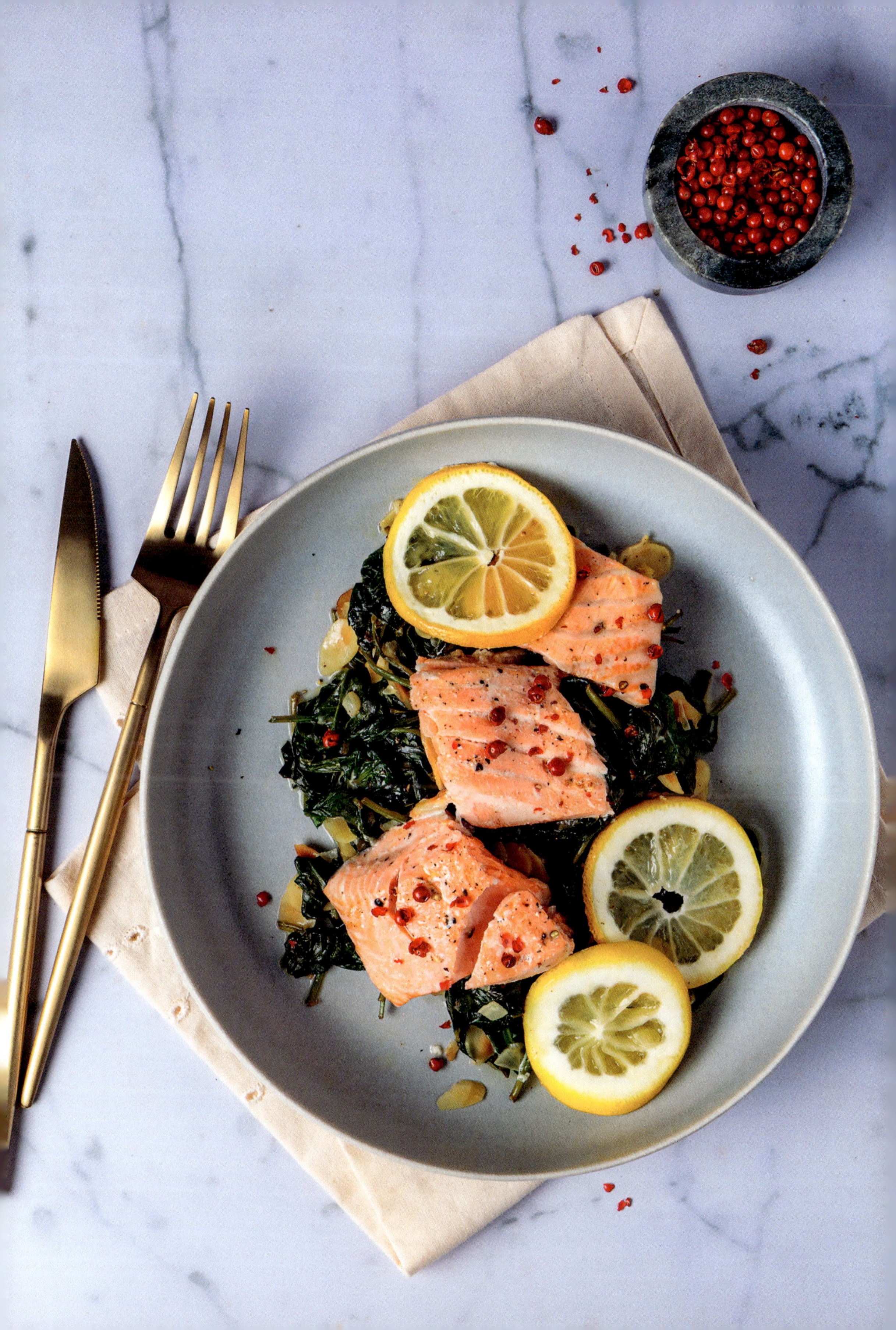

Lachs mit grünem Spargel und Sauce Tartar

PRO PORTION: 564 KCAL / 52,63 G E / 34,45 G F / 9,12 G KH / 3,11 G BAL

Für 2 Portionen

75 g Joghurt
75 g saure Sahne
1 TL scharfer Senf
½ kleine Zwiebel
2 Cornichons
2 EL Schnittlauch in Röllchen
Salz, Pfeffer
300 g grüner Spargel
400 g Lachsfilet mit Haut
1 EL kalt gepresstes Olivenöl

1. Für die Sauce Tartar Joghurt, saure Sahne und Senf in einer Schüssel verrühren. Die Zwiebel und die Cornichons sehr fein hacken. Zusammen mit dem Schnittlauch unter die Joghurt-Mischung heben. Sauce mit Salz und Pfeffer abschmecken und ziehen lassen.
2. Den Spargel – wenn nötig – im unteren Drittel dünn schälen, die holzigen Enden abschneiden. Spargel in einen flachen Topf geben, mit Wasser bedecken und in 10–12 Minuten bei milder Hitze bissfest kochen.
3. Währenddessen das Lachsfilet waschen, mit Küchenpapier trocken tupfen und halbieren. Das Öl in einer beschichteten Pfanne mild erhitzen und die Lachsstücke mit der Haut nach unten hineingeben. Ca. 10 Minuten auf der Haut braten, bis der Fisch glasig erscheint.
4. Lachs und Spargel auf 2 Tellern anrichten, die Sauce Tartar daneben setzen oder getrennt dazu reichen.

INFO

Spargel enthält neben Mineralstoffen und Vitaminen Inulin, einen Ballaststoff, der die Darmgesundheit fördert. Die Asparaginsäure regt die Nierentätigkeit an, wodurch er entwässert. Probieren Sie auch mal frischen heimischen Spargel als Rohkost im Salat. Dafür die Stangen wenn nötig schälen und in sehr dünne Scheiben schneiden. Vorsicht bei Gicht und Nierenproblemen: Das enthaltene Purin schadet.

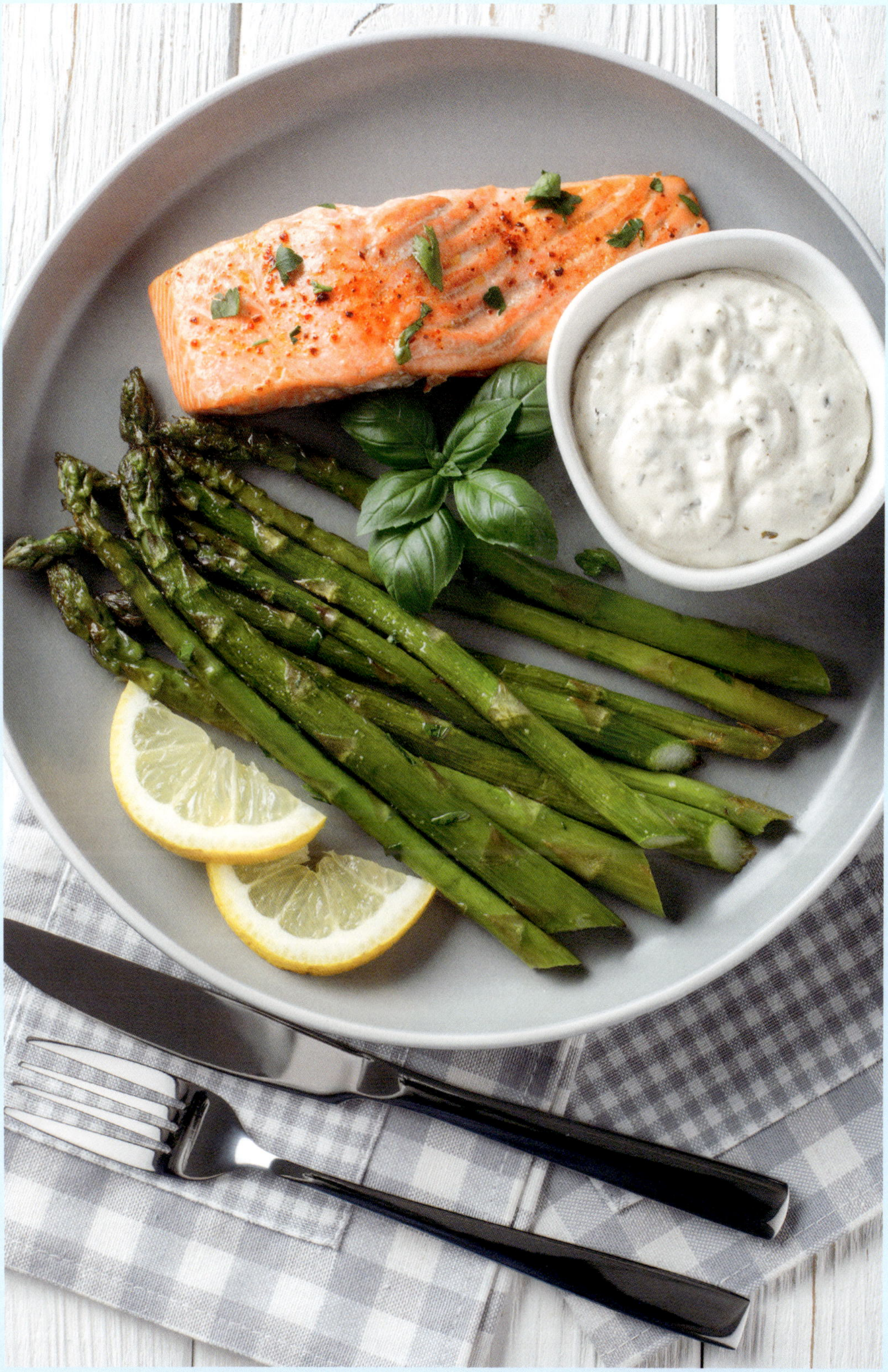

Gebratener Thunfisch auf Blattsalat

PRO PORTION: 600 KCAL / 34,12 G E / 49,7 G F / 2,66 G KH / 5,14 G BAL

Für 2 Portionen

200 g grüner Salat (z. B. Lollo Bianco, Eichblatt- oder Eisbergsalat)
½ kleine reife Avocado
½ Zitrone
Salz, Pfeffer
2 EL kalt gepresstes Olivenöl
400 g Thunfischsteaks
1 TL ganzen Szechuan- oder Cayennepfeffer
1 TL Fleur de Sel
2 TL Sesamsaat

1. Den Salat in Blätter teilen, waschen, gut abtropfen lassen und in mundgerechte Stücke zupfen. Die Avocado längs halbieren, den Kern entfernen, das Fruchtfleisch mit einem Löffel aus der Schale haben und würfeln.
2. Die Zitrone auspressen, 1 EL Zitronensaft beiseitestellen und aus dem restlichen Saft mit Salz, Pfeffer und 1 EL Olivenöl mit dem Schneebesen in einer Salatschüssel ein Dressing rühren.
3. Salat und Avocado mit dem Dressing vermischen und ziehen lassen.
4. Die Thunfischsteaks waschen und mit Küchenpapier trocken tupfen. Die Pfefferkörner mit dem Fleur de Sel im Mörser zerstoßen, mit dem Sesam verrühren und den Fisch damit rundherum würzen.
5. Das restliche Öl in einer beschichteten Pfanne erhitzen, den Thunfisch hineingeben und auf allen Seiten (auch an den Rändern) am besten mithilfe einer Küchenzange jeweils 20–30 Sekunden scharf anbraten, sodass die Steaks innen rosig bleiben.
6. Den Salat auf 2 Tellern anrichten, die Thunfischsteaks darauflegen und mit dem restlichen Zitronensaft beträufeln.

INFO

Derzeit sind hauptsächlich die Arten Weißer Thun, Gelbflossenthun und Echter Bonito mit MSC-Siegel auf dem Markt. Die schmackhaften Fische mit 22–29 g Eiweiß pro 100 g sind eine hochwertige Proteinquelle. Dazu kommen die Omega-3-Fettsäuren, B-Vitamine, Vitamin D, Jod und Selen.

Jedoch hört und liest man immer wieder vom gefährlichen Quecksilbergehalt in diesen Raubfischen. Mit 1–2 Portionen (à 150 g) wöchentlich bleiben Sie unter der tolerierbaren Aufnahmemenge von 1,3 Mikrogramm pro Kilo Körpergewicht (laut EFSA – Europäische Behörde für Lebensmittelsicherheit). Schwangere, Stillende und Kleinkinder sollten vorsichtshalber keinen Thunfisch essen.

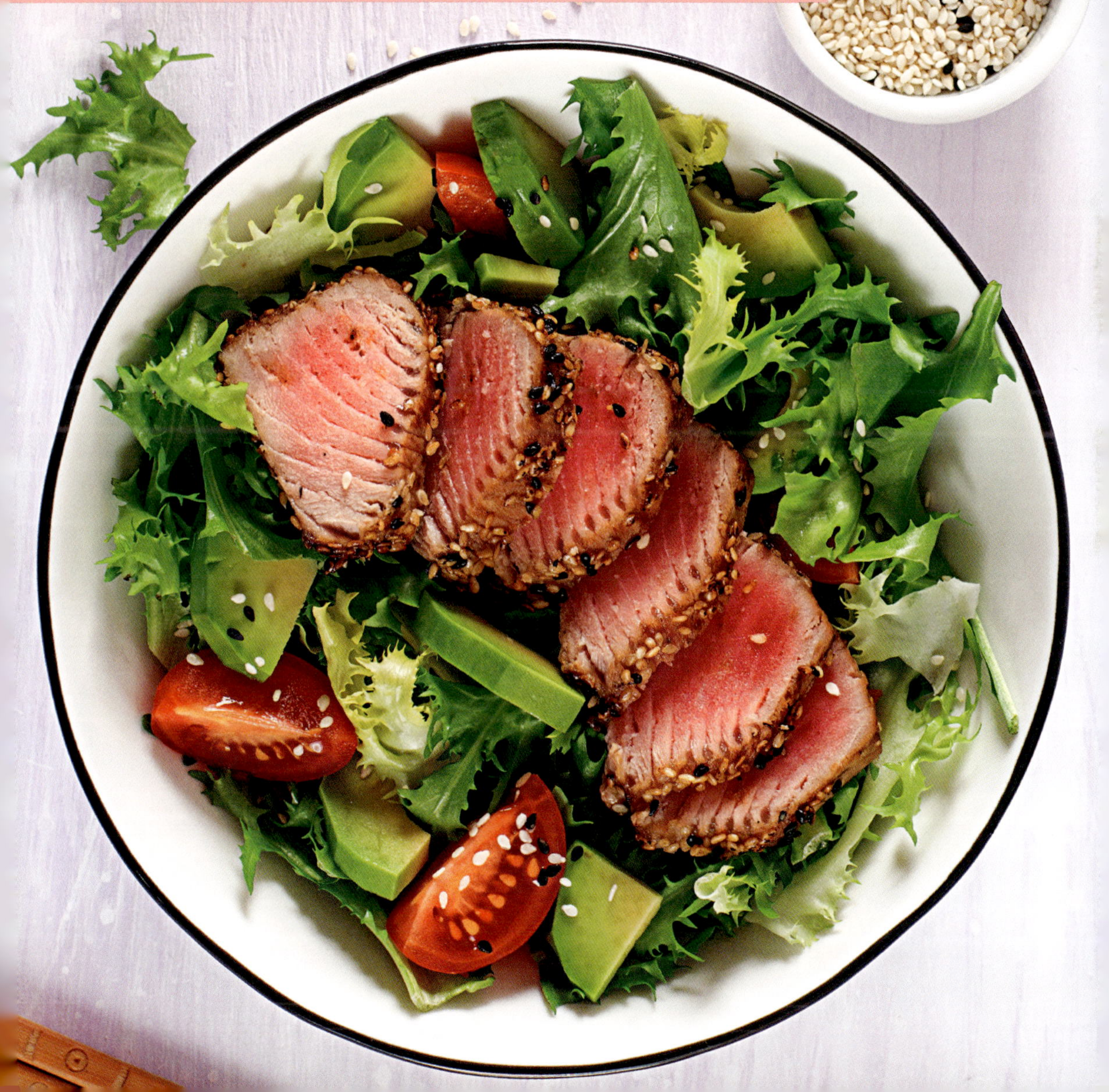

Fischsteaks in Tomatensauce

PRO PORTION THUNFISCH:
543 KCAL / 34,94 G E / 40,13 G F / 9,72 G KH / 1,87 G BAL

PRO PORTION HEILBUTT:
421 KCAL / 22,52 G E / 32,02 G F / 9,72 G KH / 1,87 G BAL

Für 2 Portionen

75 g Fleischtomate
½ Bio-Zitrone
300 g Thunfisch- oder Schwarzer Heilbuttsteaks
Salz, Pfeffer
1 EL kalt gepresstes Oliven- oder Rapsöl
1 Zweig Rosmarin
200 g passierte Tomaten aus der Dose
50 g schwarze, entsteinte Oliven
1 Kästchen Kresse

1. Die Tomate waschen, halbieren, den Stielansatz herausschneiden und das Fruchtfleisch klein würfeln. Die Zitrone heiß waschen, 2 dünne Scheiben aus der Mitte abschneiden und die restliche Zitrone auspressen.
2. Die Fischsteaks waschen, mit Küchenpapier trocken tupfen und mit Salz und Pfeffer würzen.
3. Das Öl in einer beschichteten Pfanne erhitzen, den Rosmarinzweig an den Rand legen und die Fischsteaks in der Pfanne von beiden Seiten anbraten. Danach Zitronenscheiben und Tomatenwürfel dazugeben und kurz mitbraten.
4. Die Hitze reduzieren und die passierten Tomaten und Oliven zufügen und alles zusammen 7–8 Minuten zugedeckt durchziehen lassen.
5. Die Kresse unter fließendem Wasser abbrausen, gut trocken schütteln und die Blättchen vom Flies schneiden. Das Gericht mit Salz, Pfeffer und Zitronensaft abschmecken, auf 2 Teller verteilen und mit der Kresse bestreuen.

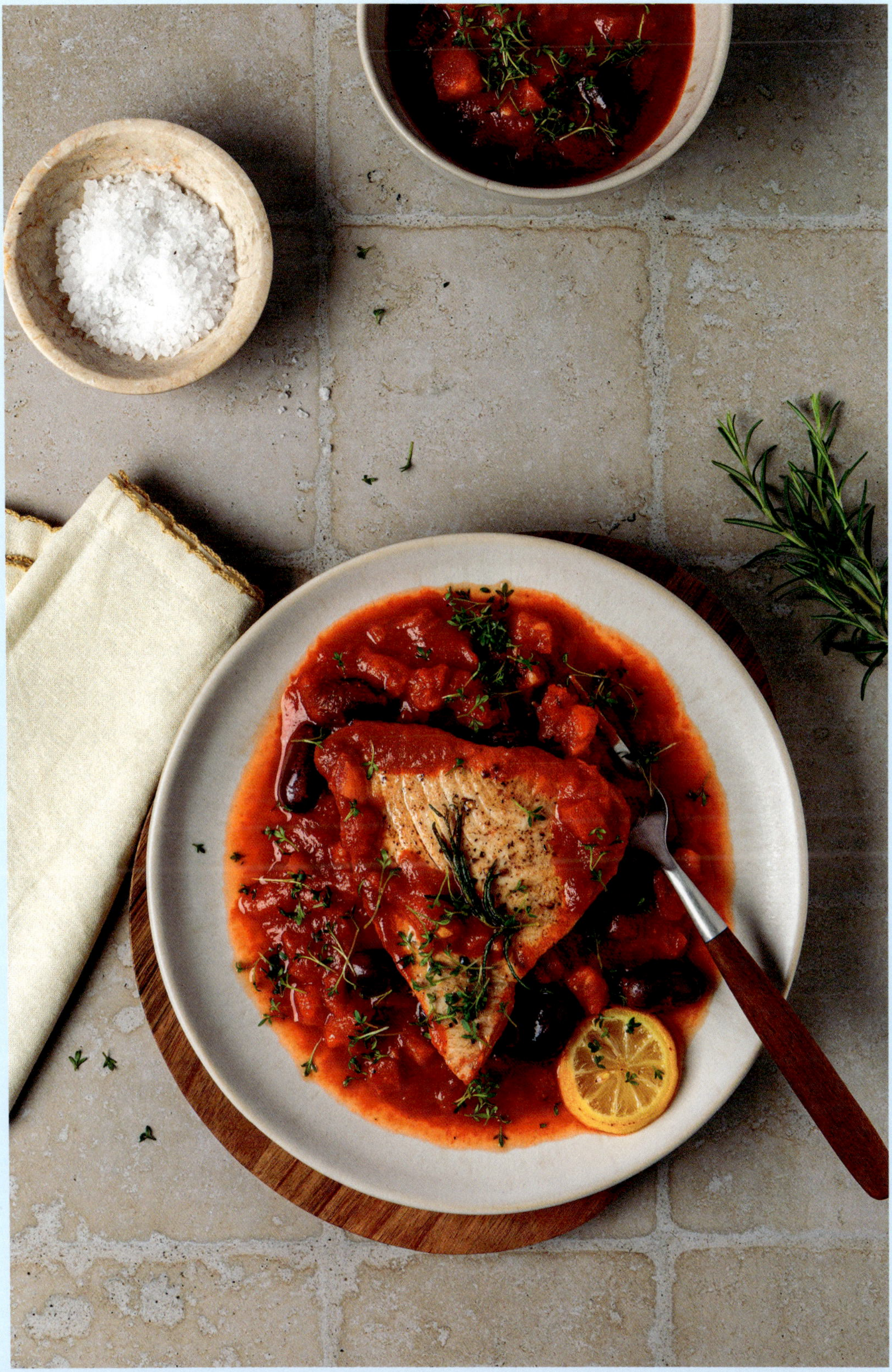

Putencurry in Kokossauce

PRO PORTION: 385 KCAL / 38,03 G E / 20,29 G F / 9,99 G KH / 2,04 BAL

Für 4 Portionen

1 mittelgroße Zwiebel
1 großer säuerlicher Apfel
30 g frischer Ingwer
1 kleine Peperonischote nach Belieben
600 g Putenbrust
Salz, Pfeffer
2 EL Kokosöl
1 EL mildes oder scharfes Currypulver
1 gestrichener TL gemahlene Kurkuma
½ TL gemahlener Kardamom
200 g cremige Kokosmilch
100 ml Wasser
2 Stängel glatte Petersilie oder Koriander

1. Die Zwiebel abziehen und fein würfeln. Den Apfel vierteln, schälen, Kerngehäuse entfernen und Fruchtfleisch würfeln. Den Ingwer schälen und klein würfeln oder reiben. Die Peperonischote – wenn verwendet – waschen, Kerngehäuse entfernen und das Fruchtfleisch klein würfeln. Das Putenfleisch in mundgerechte Stücke schneiden, salzen und pfeffern.
2. Das Öl in einer beschichteten Pfanne mit hohem Rand erhitzen und das Fleisch darin rundherum goldgelb anbraten. Herausnehmen und beiseitestellen. Zwiebel, Ingwer, Apfelwürfel und eventuell Peperoniwürfel in die Pfanne geben und unter Rühren 2 Minuten dünsten. Currypulver, Kurkuma und Kardamom unterrühren und Kokosmilch und Wasser angießen.
3. Curry auf kleiner Flamme zugedeckt 15 Minuten köcheln lassen und anschließend mit Salz und Pfeffer abschmecken. Das Putenfleisch wieder dazugeben und 10 Minuten auf kleiner Flamme durchziehen lassen.
4. In der Zwischenzeit die Petersilie waschen, mit Küchenpapier trocken tupfen, die Blätter von den Stängeln zupfen und hacken. Putencurry auf tiefe Teller verteilen und mit Petersilie bestreut servieren.

TIPP

Das Rezept gibt es gleich für 4 Portionen, sodass Sie eventuell etwas davon aufheben können, denn es schmeckt aufgewärmt fast noch besser und lässt sich außerdem gut einfrieren.

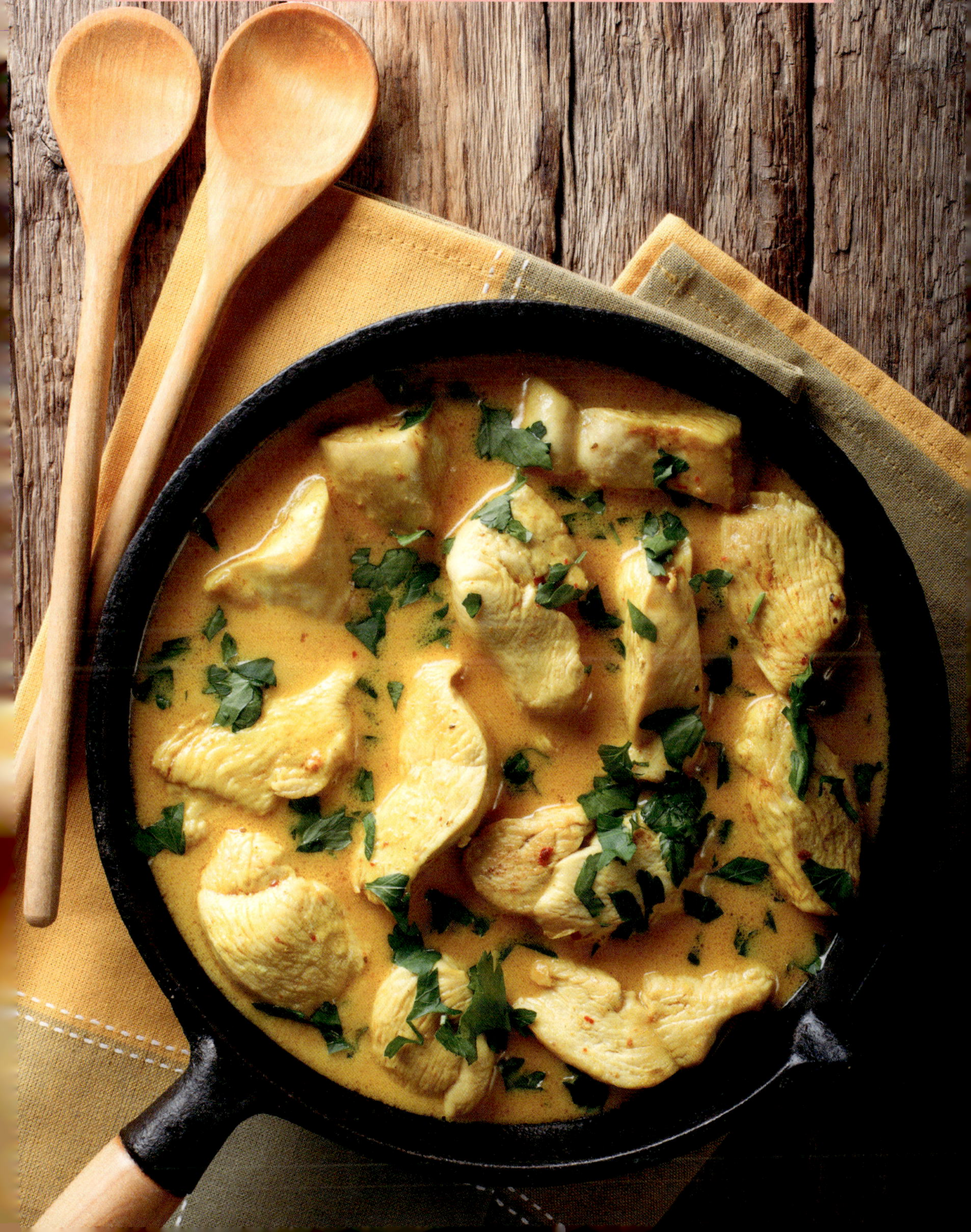

Hähnchenschenkel mit Gemüse aus dem Ofen

PRO PORTION: 572 KCAL / 54,26 G E / 33,61 G F / 9,82 G KH / 6,35 G BAL

Für 2 Portionen

1 kleine rote Paprikaschote
1 kleine rote Zwiebel
100 g Fenchel
100 g Zucchini
100 g Möhren
100 g Tomaten
2 EL kalt gepresstes Olivenöl
½ TL Paprikapulver, edelsüß oder rosenscharf
Salz, Pfeffer
1 EL Zitronensaft
2 Hähnchenschenkel (à ca. 250 g)

1. Den Backofen auf 180 °C Ober-/Unterhitze (Umluft 160 °C) vorheizen.
2. Die Paprikaschote waschen, putzen und in Rauten schneiden. Die Zwiebel abziehen und vierteln. Fenchel waschen, wenn nötig dünn abschälen, putzen und vierteln.
3. Zucchini waschen und putzen. Möhren schälen und putzen. Beides in Scheiben schneiden. Die Tomaten waschen und vierteln.
4. Das Gemüse in eine große Schüssel geben, mit 1½ EL Olivenöl beträufeln und mit den Händen gut vermischen. Auf einem Backblech verteilen.
5. Das restliche Olivenöl mit Paprikapulver, Salz, Pfeffer und Zitronensaft in einer Schüssel zu einer Sauce verrühren.
6. Die Hähnchenschenkel waschen, mit Küchenpapier trocken tupfen und auf das Gemüse legen. Mit der Sauce bestreichen und das Ganze 40–45 Minuten im Backofen braten, bis die Hähnchenschenkel knusprig sind.

TIPP

Sie können auch nur 2 oder 3 der angeführten Gemüsesorten verwenden. Achten Sie nur darauf, dass es insgesamt nicht mehr als 500 g Gemüse sind.

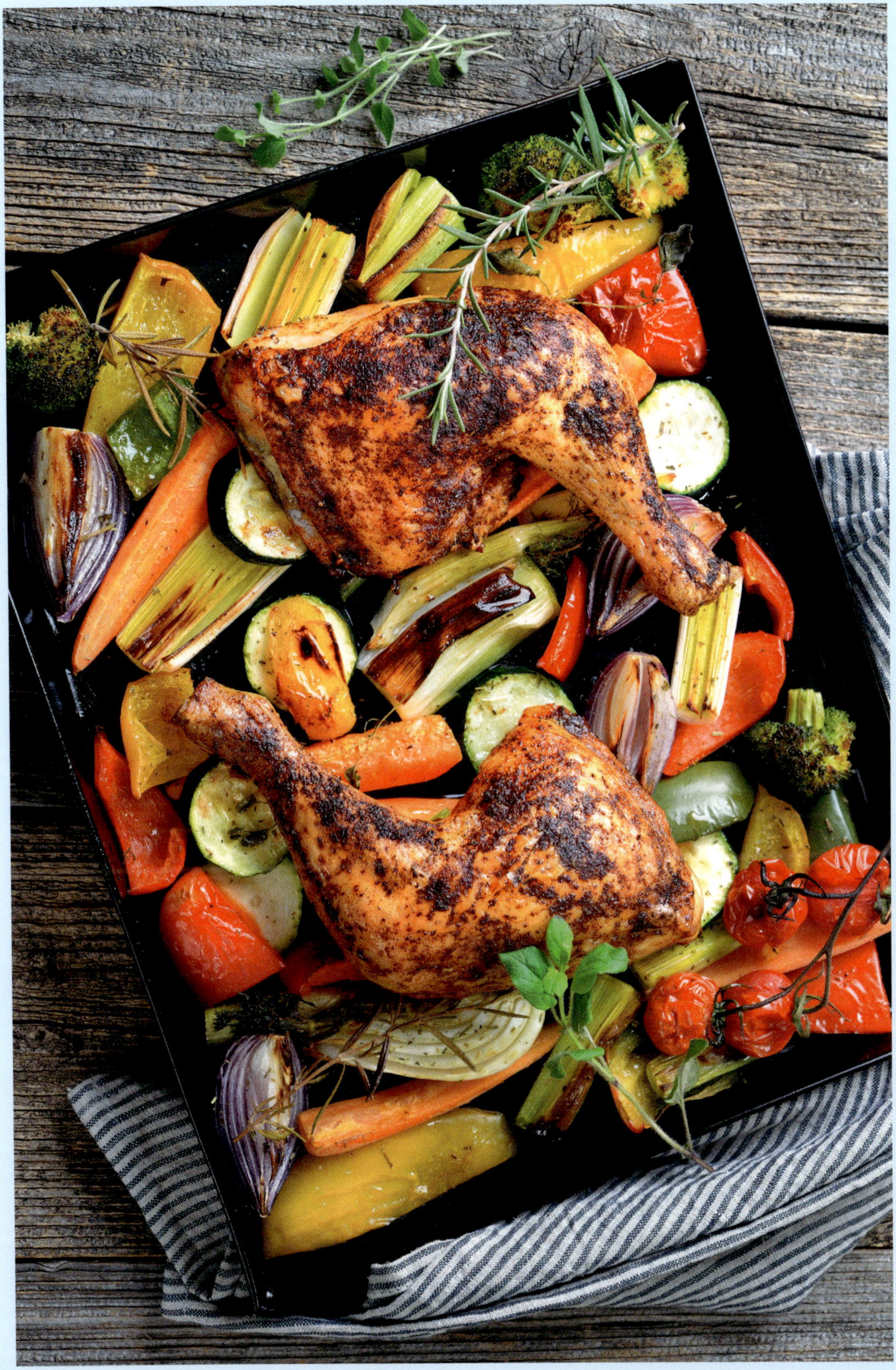

Hähnchenbrustfilet mit Feldsalat und Walnüssen

PRO PORTION: 459 KCAL / 50,63 G E / 24,52 G F / 6,95 G KH / 1,2 G BAL

Für 2 Portionen

2 Hähnchenbrustfilets (à ca. 200 g)
Salz, Pfeffer
1 EL kalt gepresstes Oliven- oder Rapsöl
30 g Walnüsse
200 g Feldsalat
1 kleine Orange

1. Die Hähnchenbrustfilets waschen, mit Küchenpapier trocken tupfen, etwas platt drücken und von allen Seiten mit Salz und Pfeffer würzen.
2. Das Öl in einer beschichteten Pfanne mild erhitzen und die Filets hineingeben. Auf jeder Seite in 6–7 Minuten sanft goldgelb braten.
3. In der Zwischenzeit die Walnüsse hacken. Den Feldsalat waschen, putzen, verlesen und gut abtropfen lassen. Die Orange schälen und das Fruchtfleisch würfeln.
4. Die Hähnchenbrustfilets aus der Pfanne auf 2 vorgewärmte Teller legen und in Scheiben schneiden.
5. Walnüsse, Orangenwürfel und Feldsalat zum Erwärmen kurz in der Pfanne schwenken und neben den Hähnchenbrustfilets anrichten.

INFO

Walnüsse sind gut für Herz und Gehirn. Sie unterstützen allgemein die Zellfunktionen, fördern die Verdauung und reduzieren Entzündungen. Das Gesundheitsversprechen ist für Walnüsse wissenschaftlich bestätigt. Das bezieht sich hauptsächlich auf die Wirkung der Elastizität der Blutgefäße, was besonders an der Alpha-Linolensäure, einer Unterart der Omega-3-Fettsäuren, liegt.

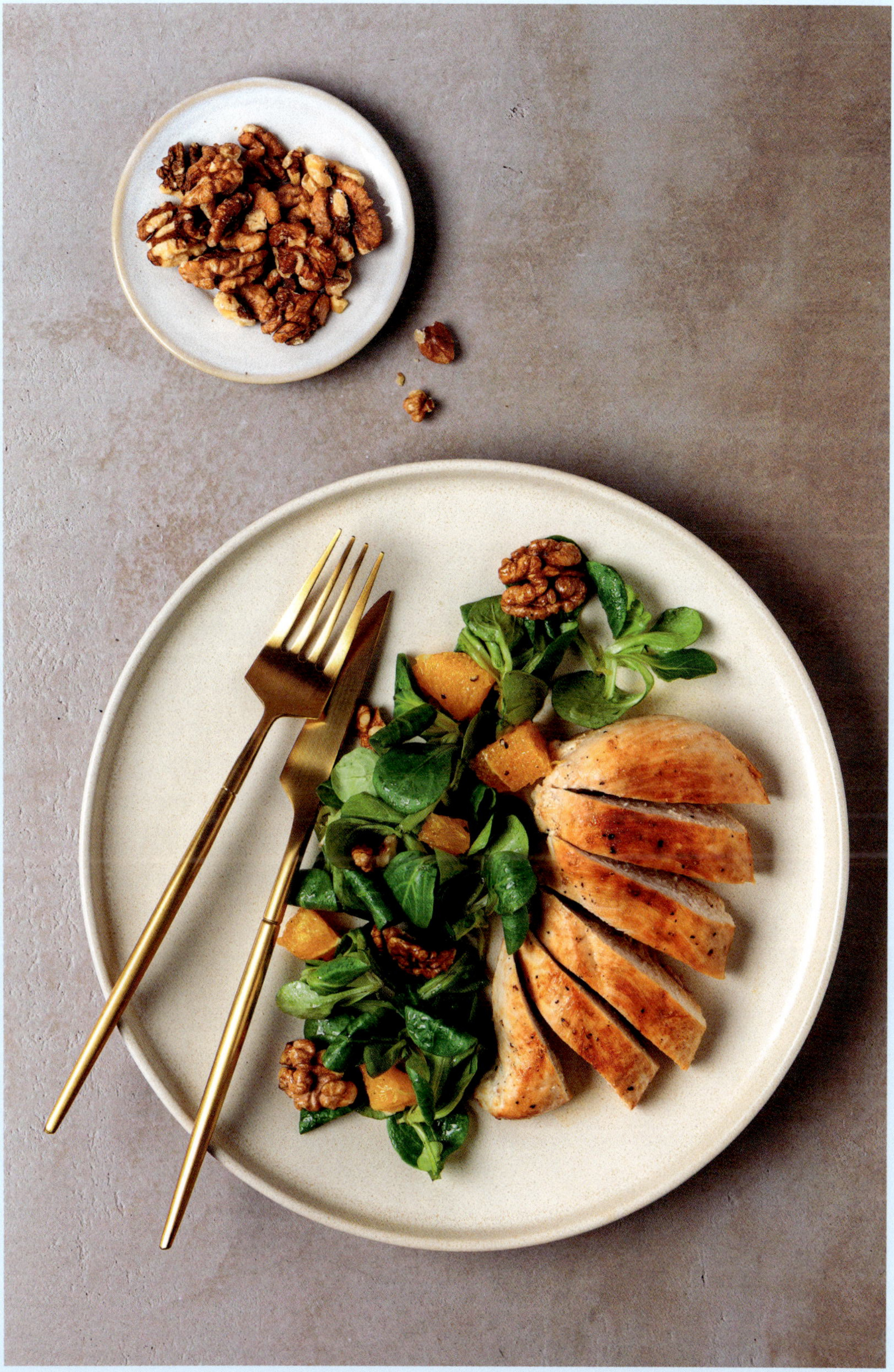

Schweinemedaillons mit Austernpilzen

PRO PORTION: 428 KCAL / 50,4 G E / 20,75 G F / 5,0 G KH / 2,44 G BAL

Für 2 Portionen

1 Schweinefilet (ca. 400 g)
Salz, Pfeffer
1 EL kalt gepresstes Olivenöl
300 g Austernpilze
1 Kästchen Kresse
50 ml Schlagsahne

1. Den Backofen auf 200 °C Ober-/Unterhitze (Umluft 180 °C) vorheizen.
2. Das Schweinefilet von den Sehnen befreien und mit Küchenpapier trocken tupfen. In einer kleinen Schüssel Salz, Pfeffer und Olivenöl verrühren.
3. Das Schweinefilet in eine ofenfeste Pfanne legen und rundherum mit der Ölmischung bestreichen. 25 Minuten im Ofen braten, dabei einmal wenden. Anschließend bei ausgeschaltetem Backofen 5 Minuten ruhen lassen.
4. In der Zwischenzeit die Austernpilze putzen und in Streifen scheiden oder zupfen. Die Kresse abbrausen, trocken schütteln und die Pflänzchen vom Flies schneiden.
5. Das Schweinefilet aus der Pfanne nehmen, auf ein Schneidbrett geben und in dicke Scheiben schneiden.
6. Die Pfanne auf dem Herd erhitzen und die Austernpilze darin rasch scharf anbraten. Mit der Schlagsahne aufgießen und mit Salz und Pfeffer würzen.
7. Schweinefilet zu den Sahnepilzen geben und alles zusammen etwas durchziehen lassen. Mit Kresse bestreuen und in der Pfanne servieren.

INFO

Austernpilze gehören mit 3,3 g / 100 g zu den eiweißreichsten unter den Pilzen. Mehr Proteine (5,6 g) haben nur noch Steinpilze, die Sie für dieses Gericht natürlich auch verwenden können.

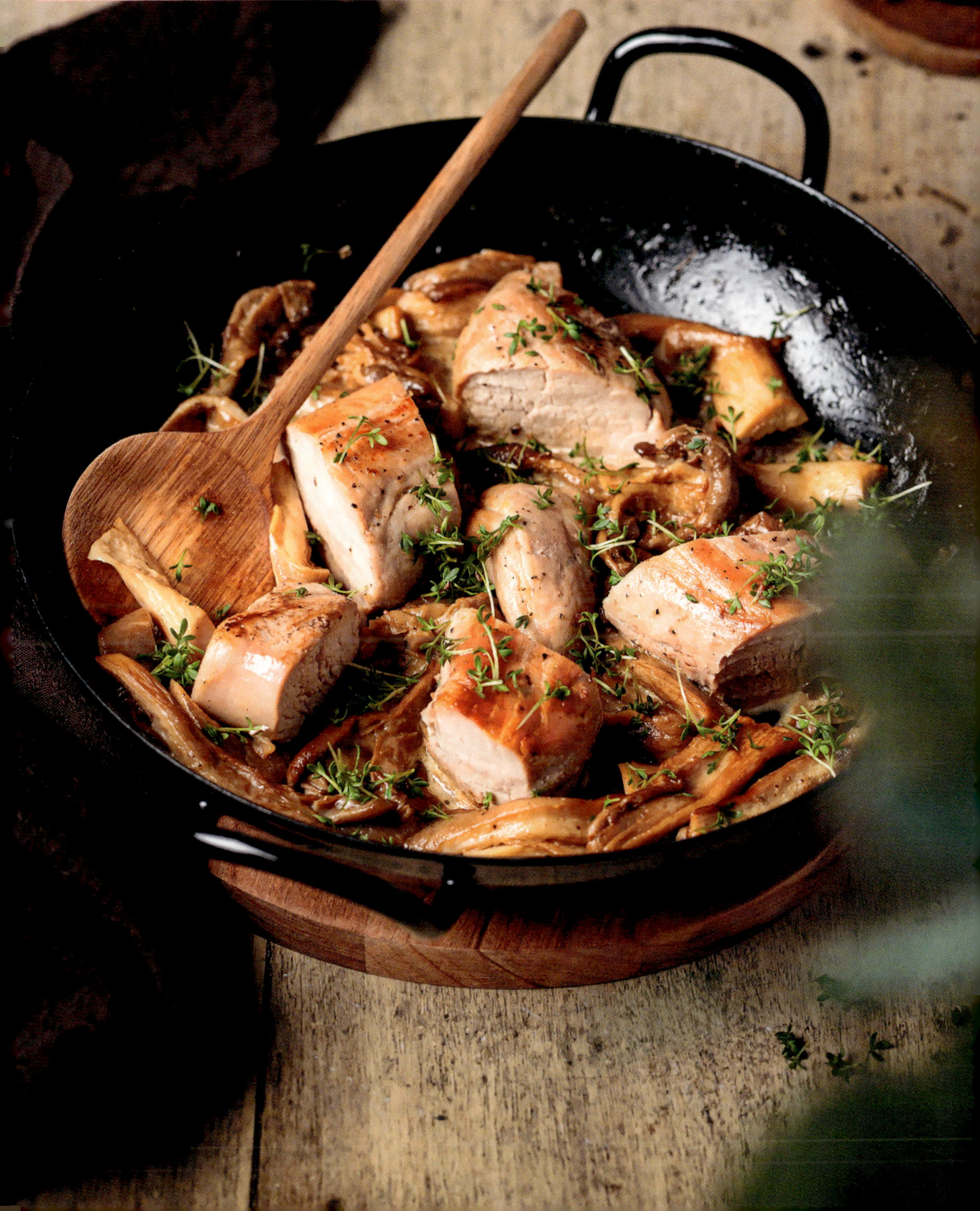

Rinderragout mit Pilzen

PRO PORTION: 347 KCAL / 42,55 G E / 18,30 G F / 2,01 G KH / 1,48 BAL

Für 4 Portionen

800 g Gulaschfleisch vom Rind
Salz, Pfeffer
1–2 TL Kümmel
1 EL getrockneter Majoran
1 Zwiebel
1 Knoblauchzehe
2 EL kalt gepresstes Olivenöl
500 ml Bio-Fleischbrühe
2 Lorbeerblätter
200 g Champignons
2 Stängel glatte Petersilie

1. Das Fleisch in mundgerechte Stücke schneiden. In einer Schüssel mit Salz, Pfeffer, Kümmel und Majoran vermischen.
2. Zwiebel abziehen und klein hacken. Knoblauch schälen und durch eine Knoblauchpresse drücken.
3. Das Öl in einem geräumigen beschichteten Topf erhitzen und Zwiebel und Knoblauch darin anschwitzen. Das Fleisch dazugeben und unter Rühren anbraten.
4. Die Brühe angießen, Lorbeerblätter dazugeben und Gulaschfleisch zugedeckt auf kleiner Flamme in 1–1½ Stunden weich garen. Dabei soll das Fleisch nicht kochen!
5. Die Champignons putzen, mit Küchenpapier abreiben und halbieren. Die Petersilie waschen, trocken tupfen und die Blätter von den Stängeln zupfen und hacken.
6. Am Ende der Kochzeit die Pilze zum Fleisch geben und weitere 5 Minuten garen. Das Ragout mit Salz und Pfeffer abschmecken, auf 4 Teller verteilen und mit Petersilie bestreut servieren.

TIPP

Ragout und Gulasch schmecken aufgewärmt noch mal so gut, deshalb gibt es dieses Rezept auch für 4 Portionen. Es lässt sich auch wunderbar als Vorrat einfrieren.

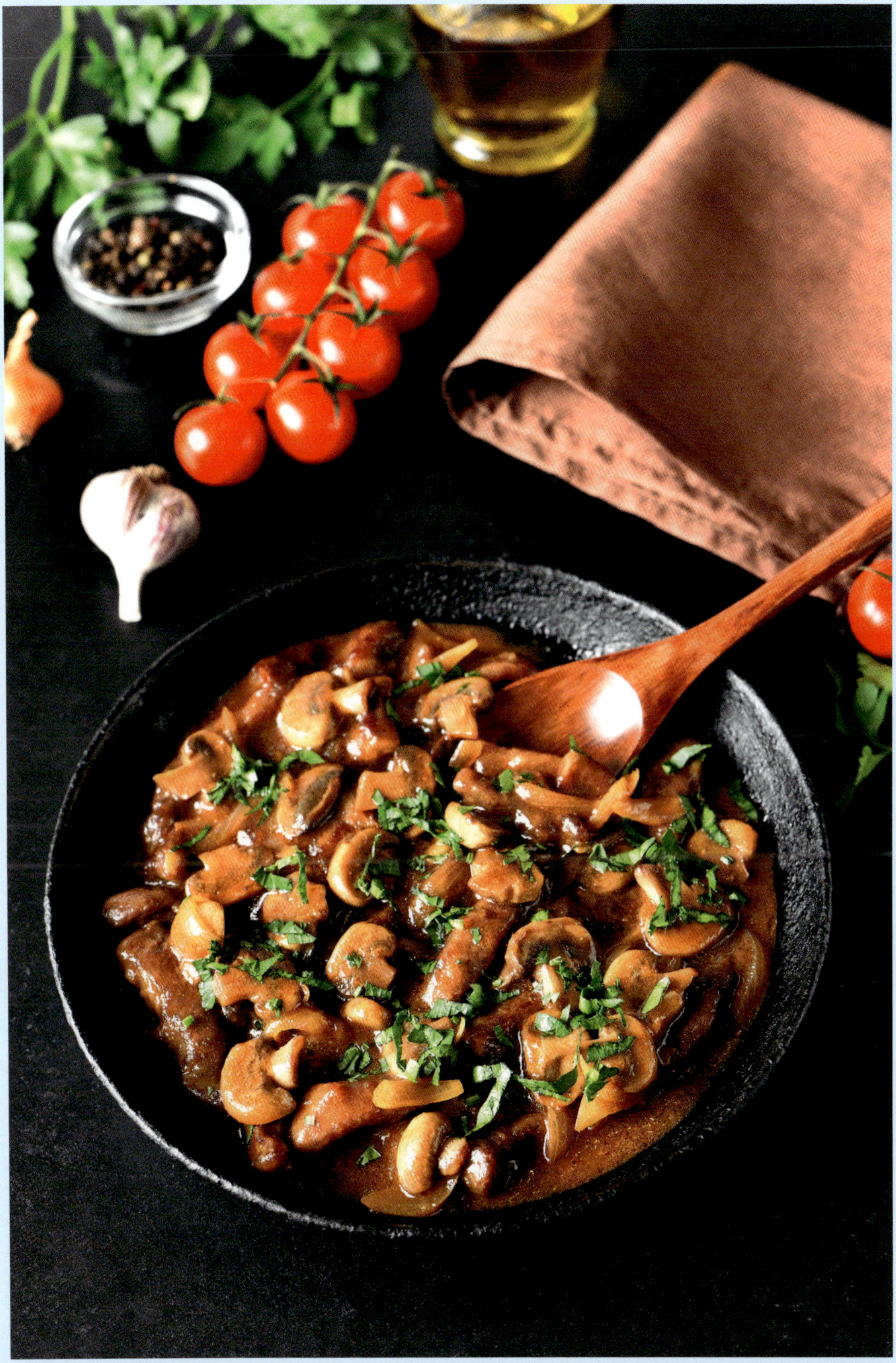

Teriyaki-Rindfleischstreifen mit Paprika

PRO PORTION: 569 KCAL / 45,71 G E / 38,77 G F / 7,03 G KH / 2,36 G BAL

Für 2 Portionen

Für die Sauce
1 Knoblauchzehe
1 Stück Ingwer (etwa haselnussgroß)
2 EL kalt gepresstes Olivenöl
100 ml Sojasauce
2 EL Apfelessig
1–2 Msp. Chiliflocken
etwas Süßstoff

Für das Fleisch
400 g Rumpsteak oder Rouladenfleisch
Salz, Pfeffer
1 grüne Paprikaschote
1 EL kalt gepresstes Olivenöl

1. Knoblauch und Ingwer schälen und beides in kleine Würfel schneiden. Olivenöl in einem kleinen Topf mild erhitzen und Knoblauch und Ingwer darin goldgelb dünsten.
2. Sojasauce, Apfelessig und Chiliflocken dazugeben und das Ganze in 20–30 Minuten zu einer cremigen Sauce einköcheln lassen. In eine Schüssel umfüllen und bei Bedarf mit Süßstoff abschmecken.
3. In der Zwischenzeit die Rumpsteaks quer in ½ cm breite Streifen schneiden, salzen und pfeffern. Die Paprikaschote waschen, putzen und in Streifen schneiden.
4. Das Öl in einer beschichteten Pfanne erhitzen und die Paprikastreifen darin unter öfterem Rühren anbraten. Paprika in der Pfanne zur Seite schieben, das Fleisch in die Pfanne geben und rasch anbraten.
5. Die Teriyaki-Sauce dazugießen, alles vermischen und auf 2 Teller verteilen.

TIPP

Bereiten Sie gleich größere Mengen dieser kohlenhydratarmen Teriyaki-Sauce zu – sie hält sich in einem gut verschließbaren Glas 10–14 Tage im Kühlschrank und passt auch zu anderem Fleisch, Fisch oder Gemüse.

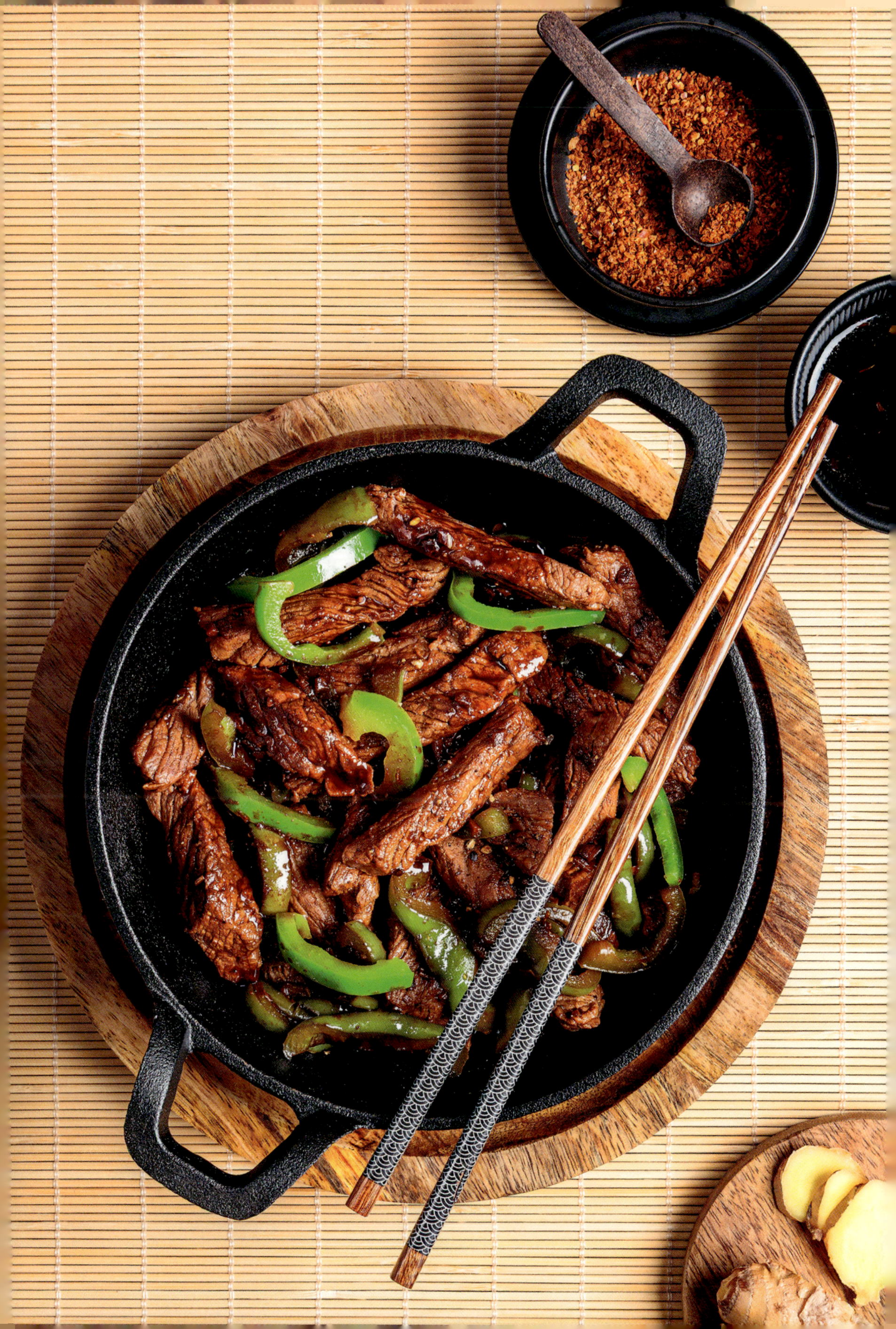

REZEPTÜBERSICHT

FRÜHSTÜCK

SALATE UND SUPPEN

HAUPTGERICHTE

ZUTATENREGISTER

QUELLEN

[1] Deutsche Gesellschaft für Phlebologie und Lymphologie e.V.: »S2K-Lipödem«, 5.0, 2024, https://register.awmf.org/de/leitlinien/detail/037-012

[2] Faerber, G. (2017a): »Antiinflammatorische Ernährung, was ist das und was bringt sie uns beim Lipödem?«. *Vasomed* 29:228–230

[3] Faerber, G. (2018): »Obesity and chronic inflammation in phlebological and lymphatic diseases«. *Phlebologie* 47:55–65 doi:10.12687/phleb2413-2-2018

[4] Cannataro, R., Cione, E. (2020): »Lipedema and nutrition: what's the link?« *Acta Scientific Nutritional Health* 4:86–89

[5] Di Renzo, L. et al. (2021): »Potential Effects of a Modified Mediterranean Diet on Body Composition in Lipoedema«. *Nutrients* 13:358 doi:10.3390/nu13020358

[6] Keys, A., Aravanis, C., Blackburn, H. et al.: *Seven Countries: A Multivariate Analysis of Death and Coronary Heart Disease.* Cambridge, MA; Harvard University Press, 1980

[7] Yudkin, J.: *Pure, white and deadly. The Problem of Sugar.* Davis-Poynter, 1972

[8] Westerterp-Plantega, M. S., Lemmens, S., Westerterp, K. R.: »Dietary protein – its role in satiety, energetics, weight loss and health«. *British Journal of Nutrition*; Volume 108, Issue S2: August 2012 105–12 https://doi.org/10.1017/S0007114512002589

[9] Anderson, G. H., Moore, S. E.. »Dietary proteins and the regulation of food intake and body weight in humans«. *J Nutr* 2004;134 (4): 974S–9S https://doi.org/10.1093/jn/134.4.974S

[10] Leidy. H. J., Hoertel, H. A., Douglas, S. M. et al.:» A high-protein breakfast prevents body fat gain, through reductions in daily intake and hunger«, in »›Breakfast skipping‹ adolescents«. *Obesity* (Silver Spring). 2015 Sep;23(9):1761–4. doi:10.1002/oby.21185. Epub 2015

[11] Cannataro, R. et al.: »Management of Lipedema with Ketogenic Diet: 22-Month Follow-Up« Life 2021, 11, 1402. doi:10.3390/life11121402

[12] Jeziorek, M., Chachaj, A., Sowicz, M., Adaszyńska, A., Truszyński, A., Putek, J., Kujawa, K., Szuba. A.: »The Benefits of Low-Carbohydrate, High-Fat (LCHF) Diet on Body Composition, Leg Volume, and Pain in Women with Lipedema«. *J Obes.* 2023 Nov 18;2023:5826630. doi: 10.1155/2023/5826630. PMID: 38026822; PMCID: PMC10676278

[13] Lundanes, J., Sandnes, F., Gjeilo, K. H., Hansson, P., Salater, S., Martins, C., Nymo, S.; »Effect of a low-carbohydrate diet on pain and quality of life in female patients with lipedema: a randomized controlled trial«. *Obesity* (Silver Spring). 2024 Jun;32(6):1071–1082. doi:10.1002/oby.24026. Epub 2024 Apr 16. PMID: 38627016.

[14] Kruglikov IL, Scherer PE. Is the endotoxin-complement cascade the major driver in lipedema? Trends Endocrinol Metab. 2024 Sep;35(9):769–780. doi: 10.1016/j.tem.2024.04.004. Epub 2024 Apr 29. PMID: 38688780; PMCID: PMC11387139.

BILDNACHWEIS

Tanja Biernoth (www. vollwertvoll.de):
S. 4, S. 48, S. 51, S. 53, S. 55, S. 59, S. 65, S. 67, S. 69, S. 71, S. 75, S. 80, S. 89, S. 95, S. 99, S. 103, S. 105, S. 111, S. 112 o.l., o.r., u.l., S. 115, S. 119, S. 135, S. 141, S. 147, S. 149, S. 153

Adobe Stock:
S. 57: olepeshkina, S. 61: CookShootsFood, S. 63: okkijan2010, S. 73: natashamam35, S. 77: annabell2012, S. 79: voltan, S. 83: FomaA, S. 85: 5ph, S. 87: Marcus Z-pics, S. 91: Юлия Ромашко, S. 93: nadianb, S. 97: somegirl, S. 101: vaaseenaa, S. 107: julie208, S. 109: voltan, S. 112 u.r.: Stepanek Photography, S. 117: Kravtsov, S. 121: nata_vkusidey, S. 123: Stepanek Photography, S. 125: Nelea Reazanteva, S. 127: grinchh, S. 129: vaaseenaa, S. 131: Jacek Chabraszewski, S. 133: Stepanek Photography, S. 137: FomaA, S. 139: timolina, S. 143: FomaA, S. 145: kab-vision, S. 151: nadin333

Tobias Prießner:
S. 31, S. 35

natbasil/AdobeStock.com: S. 7

Bibliografische Information der Deutschen Nationalbibliothek
Die Deutsche Nationalbibliothek verzeichnet diese Publikation in der Deutschen Nationalbibliografie. Detaillierte bibliografische Daten sind im Internet über https://dnb.de abrufbar.

Für Fragen und Anregungen
info@m-vg.de

Wichtiger Hinweis
Dieses Buch ist für Lernzwecke gedacht. Es stellt keinen Ersatz für eine individuelle medizinische Beratung dar und sollte auch nicht als solcher benutzt werden. Wenn Sie medizinischen Rat einholen wollen, konsultieren Sie bitte qualifiziertes medizinisches Fachpersonal. Der Verlag und die Autor*innen haften für keine nachteiligen Auswirkungen, die in einem direkten oder indirekten Zusammenhang mit den Informationen stehen, die in diesem Buch enthalten sind.

Originalausgabe
1. Auflage 2026

Türkenstraße 89
80799 München
Tel.: 089 651285-0

Redaktion: Caroline Kazianka
Umschlaggestaltung: Maria Verdorfer
Umschlagabbildungen: Vorderseite: 5ph (shutterstock.com), Rückseite: Tanja Biernoth
Satz: inpunkt[w]o, Wilnsdorf (www.inpunktwo.de)
Druck: Florjancic Tisk d.o.o., Slowenien
Printed in the EU

ISBN Print 978-3-7423-1944-9